AF460241

RAPPORT GÉNÉRAL

SUR LES

TRAVAUX DU CONSEIL D'HYGIÈNE DE TROYES

ET SUR LES

COMMUNICATIONS QUI LUI ONT ÉTÉ ADRESSÉES

Depuis sa fondation en 1830 jusqu'à 1867 exclusivement

Par le Dr A. VAUTHIER

SECRÉTAIRE

TROYES

IMPRIMERIE ET LITHOGRAPHIE DUFOUR-BOUQUOT

Rue Notre-Dame, 43 et 41

1867

CONSEIL D'HYGIÈNE ET DE SALUBRITÉ

DU

DÉPARTEMENT DE L'AUBE

ARRÊTÉ.

Le Ministre de l'Agriculture et du Commerce,

Vu les articles 1er et 4 de l'arrêté du Chef du Pouvoir exécutif, en date du 18 décembre 1848, sur l'organisation des Conseils d'hygiène publique et de salubrité,

Arrête :

ARTICLE PREMIER.

Le nombre des membres des Conseils d'hygiène et de salubrité, tant de département que d'arrondissement, sera fixé conformément au tableau annexé au présent arrêté.

ART. 2.

Le nombre des médecins, pharmaciens ou chimistes et vétérinaires est fixé, pour chaque Conseil, dans la proportion suivante :

NOMBRE des MEMBRES	MÉDECINS (Docteurs en médecine Chirurgiens et Officiers de santé)	PHARMACIENS ou CHIMISTES	VÉTÉRINAIRES
10	4	2	1
12	5	3	1
15	6	4	2

Les autres membres seront pris, soit parmi les no–

tables agriculteurs, commerçants ou industriels, soit parmi les hommes qui, à raison de leurs fonctions ou de leurs travaux habituels, sont appelés à s'occuper des questions d'hygiène.

ART. 3.

L'Ingénieur des mines, l'Ingénieur des ponts et chaussées, l'Officier du génie chargé du casernement, ou, à son défaut, l'Intendant ou le Sous-Intendant militaire, l'Architecte du département, les Chefs de division ou de bureau de la préfecture, dans les attributions desquels se trouveront la salubrité, la voierie et les hôpitaux, pourront, dans le cas où ils ne feraient pas partie du Conseil d'hygiène publique et de salubrité de leur résidence, être appelés à assister aux délibérations de ce Conseil, avec voix consultative.

ART. 4.

Dans les cantons où il n'aura pas été établi de Commission d'hygiène publique, des correspondants pourront être nommés par le Préfet, sur la proposition du Conseil d'arrondissement.

ART. 5.

Les Préfets des départements sont chargés, chacun en ce qui le concerne, de l'exécution du présent arrêté.

Paris, le 15 février 1849.

Signé : L. BUFFET.

Fixation du nombre des Membres des Conseils d'hygiène publique et de salubrité.

DÉPARTEMENT DE L'AUBE.

Arcis-sur-Aube	10	membres.
Bar-sur-Aube	10	—
Bar-sur-Seine	10	—
Nogent-sur-Seine . . .	10	—
Troyes	12	—

Le Président du Conseil des Ministres, chargé du Pouvoir exécutif,

Sur le rapport du Ministre de l'Agriculture et du Commerce,

Le Conseil d'Etat entendu,

Arrête :

TITRE PREMIER.

Des institutions d'hygiène publique et de leur organisation.

ARTICLE PREMIER.

Dans chaque arrondissement il y aura un Conseil d'hygiène publique et de salubrité.

Le nombre des membres de ce Conseil sera de sept au moins et de quinze au plus.

Un tableau dressé par le Ministre de l'Agriculture et du Commerce réglera le nombre des membres et le mode de composition de chaque Conseil.

Art. 2.

Les membres du Conseil d'hygiène d'arrondissement seront nommés pour quatre ans par le Préfet, et renouvelés par moitié tous les deux ans.

Art. 3.

Des Commissions d'hygiène publique pourront être instituées dans les chefs-lieux de canton par un arrêté spécial du Préfet, après avoir consulté le Conseil d'arrondissement.

Art. 4.

Il y aura au chef-lieu de la préfecture un Conseil d'hygiène publique et de salubrité de département.

Les membres de ce Conseil seront nommés pour quatre ans par le Préfet, et renouvelés par moitié tous les deux ans.

Un tableau dressé par le Ministre de l'Agriculture et du Commerce réglera le nombre des membres et le mode de composition de chaque Conseil.

Ce nombre sera de sept au moins et de quinze au plus.

Il réunira les attributions des Conseils d'hygiène d'arrondissement aux attributions particulières qui sont énumérées à l'article 12.

Art. 5.

Les Conseils d'hygiène seront présidés par le Préfet ou le Sous-Préfet, et les Commissions de canton par le Maire du chef-lieu.

Chaque Conseil élira un Vice-Président et un Secrétaire, qui seront renouvelés tous les deux ans.

Art. 6.

Les Conseils d'hygiène et les Commissions se réuniront au moins une fois tous les trois mois, et chaque fois qu'ils seront convoqués par l'autorité.

Art. 7.

Les membres des Commissions d'hygiène de canton pourront être appelés aux séances du Conseil d'arrondissement; ils ont voix consultative.

Art. 8.

Tout membre des Conseils ou des Commissions de canton qui, sans motifs d'excuses approuvés par le Préfet, aura manqué de se rendre à trois convocations consécutives, sera considéré comme démissionnaire.

TITRE II.

Attributions des Conseils et des Commissions d'hygiène publique.

Art. 9.

Les Conseils d'hygiène d'arrondissement sont chargés de l'examen des questions relatives à l'hygiène publique de l'arrondissement qui leur seront renvoyées par le Préfet ou le Sous-Préfet. Ils peuvent être spécialement consultés sur les objets suivants :

1° L'assainissement des localités et des habitations ;

2° Les mesures à prendre pour prévenir et combattre les maladies endémiques, épidémiques et transmissibles ;

3° Les épizooties et les maladies des animaux ;

4° La propagation de la vaccine ;

5° L'organisation et la distribution des secours médicaux aux malades indigents ;

6° Les moyens d'améliorer les conditions sanitaires des populations industrielles et agricoles ;

7° La salubrité des ateliers, écoles, hôpitaux, maisons d'aliénés, établissements de bienfaisance, casernes, arsenaux, prisons, dépôts de mendicité, asiles, etc. ;

8° Les questions relatives aux enfants trouvés ;

9° La qualité des aliments, boissons, condiments et médicaments livrés au commerce ;

10° L'amélioration des établissements d'eaux minérales appartenant à l'Etat, aux départements, aux communes et aux particuliers, et les moyens d'en rendre l'usage accessible aux malades pauvres ;

11° Les demandes en autorisation, translation ou révocation des établissements dangereux, insalubres ou incommodes ;

12° Les grands travaux d'utilité publique, constructions d'édifices, écoles, prisons, casernes, ports, canaux, réservoirs, fontaines, halles, établissements des marchés, routoirs, égouts, cimetières, la voierie, etc., sous le rapport de l'hygiène publique.

Art. 10.

Les Conseils d'hygiène publique d'arrondissement réuniront et coordonneront les documents relatifs à la mortalité et à ses causes, à la topographie et à la statistique de l'arrondissement, en ce qui touche la salubrité publique.

Ils adresseront régulièrement ces pièces au Préfet, qui en transmettra une copie au Ministre du Commerce.

Art. 11.

Les travaux des Conseils d'arrondissement seront envoyés au Préfet.

Art. 12.

Le Conseil d'hygiène publique et de salubrité du département aura pour mission de donner son avis :

1° Sur toutes les questions d'hygiène publique qui lui seront renvoyées par le Préfet ;

2° Sur les questions communes à plusieurs arrondissements ou relatives au département tout entier.

Il sera chargé de centraliser et coordonner, sur le renvoi du Préfet, les travaux des Conseils d'arrondissement.

Il fera chaque année, au Préfet, un rapport général sur les travaux des Conseils d'arrondissement.

Ce rapport sera immédiatement transmis par le Préfet, avec les pièces à l'appui, au Ministre du Commerce.

Art. 13.

La ville de Paris sera l'objet de dispositions spéciales.

Art. 14.

Le Ministre de l'Agriculture et du Commerce est chargé de l'exécution du présent arrêté.

Paris, le 18 décembre 1848.

Signé : E. CAVAIGNAC.

RAPPORT GÉNÉRAL

SUR LES

TRAVAUX DU CONSEIL D'HYGIÈNE

DE TROYES

ET SUR LES

COMMUNICATIONS QUI LUI ONT ÉTÉ ADRESSÉES

Depuis sa fondation en 1830 jusqu'à 1867 exclusivement

LU DANS LA SÉANCE DU 12 JUILLET 1867

Par le Dr A. VAUTHIER, Secrétaire

Présidence de M. Is. SALLES, Préfet de l'Aube

M. LE PRÉFET,

MESSIEURS,

Une circulaire de M. le Ministre de l'agriculture et du commerce, en date du 26 avril 1858, appelait l'attention de MM. les Préfets sur les regrettables lacunes que présentait l'important service des Conseils d'hygiène publique et de salubrité. — Le 14 juin 1864, un autre Ministre de l'agriculture et du commerce constatait avec regret que la situation avait peu changé, et faisant deux séries des Conseils d'hygiène, il en trouvait une où les opérations des Conseils étaient pour ainsi dire permanentes, et il établissait que ceci avait lieu dans les départements qui consacraient une somme suffisante à l'installation et à l'entretien de ces Conseils. — Quant à l'autre série, les Conseils qui les composaient n'étaient convoqués que dans certaines circonstances, et leurs avis successifs demeuraient isolés, sans cohésion, sans publicité, au grand préjudice des intérêts publics. — Enfin, M. le Ministre recommandait aux Préfets d'organiser le fonctionnement régulier et les réunions périodiques des Conseils tant au chef-lieu de la préfecture qu'au chef-lieu de chaque arrondissement, et il exprimait de plus l'espoir que les Conseils généraux voteraient avec empressement les fonds nécessaires pour subvenir aux dépenses des Conseils d'hygiène.

Les deux circulaires que je viens de rappeler témoignent suffisamment que l'institution des Conseils d'hygiène n'a pas donné dans beaucoup de localités les résultats qu'on était en droit d'en attendre. Absolument dépourvus d'initiative, et ne se réunissant qu'à de rares intervalles et pour des questions spéciales, ces Conseils, privés d'ailleurs de ressources financières suffisantes, n'ont guère pu s'occuper des questions d'hygiène et de salubrité qui sont de leur compétence, et leurs travaux se sont bornés, pour un très-grand nombre, à des rapports adressés à MM. les Préfets, tendant à accorder ou à refuser l'autorisation pour des établissements industriels. Ils n'ont donc rien, ou presque rien publié, et tout récemment encore, en parcourant devant vous la liste des Conseils qui travaillent et qui publient, et en voyant d'autre part les matériaux assez importants renfermés dans nos archives, j'exprimais le regret que le Conseil de Troyes reçût de divers côtés sans jamais rien rendre. Vous vous êtes associés à ce regret, Messieurs, et vous avez voulu que le Conseil d'hygiène de Troyes marchât dans une autre voie (1). Ce ne sera pas d'ailleurs

(1) Délibération du 1er avril 1867, sur une proposition faite par moi.

tout à fait un début, car ce Conseil, qui date déjà de trente-sept ans, a publié en l'année 1835 deux fascicules qui renferment des travaux intéressants et des renseignements statistiques utiles à consulter. Le présent compte-rendu deviendrait trop long, si j'essayais d'énumérer et d'analyser tous les travaux et tous les rapports de trente-sept années. — Je devrai donc me borner à indiquer l'essentiel, et je présenterai une esquisse plutôt qu'une analyse.

Je considérerai successivement les points suivants :

1° Historique des Conseils d'hygiène dans le département de l'Aube, et notamment du Conseil de l'arrondissement de Troyes;

2° Travaux livrés à la publicité;

3° Rapports non livrés à la publicité;

4°. Ouvrages et comptes-rendus adressés au Conseil.

5° Je terminerai par un résumé des *desiderata* et par un rappel des vœux formulés en plusieurs circonstances par vous pour le complet et sérieux fonctionnement de de l'institution dans le département de l'Aube.

Le plan est assez vaste pour que j'aie besoin de réclamer de vous une bienveillante attention.

I

Historique des Conseils d'hygiène du département de l'Aube, et notamment de l'arrondissement de Troyes.

Les Conseils d'hygiène, tels qu'ils existent, avec leur organisation, qui n'a guère varié depuis leur création, sont, vous le savez, d'origine toute récente, et ne remontent en France qu'à l'année 1802. Pour ce qui concerne le département de l'Aube, il faut arriver jusqu'au 16 décembre 1830, pour trouver un arrêté qui établit un de ces conseils au chef-lieu de département. Cet arrêté est presque lettre-morte jusqu'au 16 juillet 1833. — A ce moment, sous l'administration de M. le préfet Combe-Siéyès, on voit paraître un règlement qui organise les Conseils d'hygiène par arrondissement et qui institue un comité central. Ce règlement est vraiment admirable, et il a eu un peu le sort des choses qui sont trop parfaites. Il est suivi, le 8 mars 1834, d'un règlement intérieur dont l'article 1er suppose, de la part des honorables personnes qui l'avaient rédigé, de grandes intentions de travail, puisque cet article dispose qu'il y aura deux séances par mois, *indépendamment des séances extraordinaires*. L'article 11 contient une très-utile disposition. Il invite le secrétaire à être toujours muni de vaccin pour en fournir aux personnes qui pourraient en avoir besoin. — L'article 12, qui est complémentaire de l'article 7 du règlement général de 1833, nomme un comité central. On doit conserver les noms des membres qui inaugurèrent les séances du Conseil en 1834. Ce sont : MM. Cardon, Patin, Desguerrois, Delaporte, Jourdan, Flaugergues, Bert et Durand. La mort a fait bien des vides dans cette liste! Mais nous avons la satisfaction de pouvoir compter encore parmi les vivants MM. Delaporte, Patin et Flaugergues. M. Patin a pris une part très-active aux travaux. Il a, pendant un grand nombre d'années (1), été pour

(1) De 1834 à 1853. — M. Patin s'est retiré pour cause de maladie. — M. Desguerrois, que nous avons eu la douleur de perdre l'an dernier, a fonctionné pendant 31 ans, et a rempli les fonctions de secrétaire et de vice-président.

ainsi dire l'âme du conseil. Il faisait, avec M. Delaporte, partie du Comité central qui devait relier entre eux les conseils d'arrondissement. D'autre part, MM. Desguerrois, Jourdan et Durand, étaient chargés de proposer les correspondants cantonnaux. — C'est dans le cours de l'année 1834 qu'apparaît la première publication faite par le Conseil, sous la forme d'une mince brochure. On y trouve des rapports variés. J'en citerai un entre autres, qui a un intérêt d'actualité. Il est de notre vénérable doyen M. le docteur Pigeotte, au nom d'une Commission, sur la nécessité du déplacement d'un cimetière et de son éloignement des habitations. On y trouve encore la proposition de l'établissement d'un dispensaire pour les affections syphilitiques, institution excellente réalisée depuis, et qui, sous l'habile direction de notre honorable collègue, M. le docteur Bacquias, rend de tels services, que la syphilis a énormément diminué dans la ville de Troyes; — enfin, un rapport contre le charlatanisme, exercé au détriment de la santé et de la morale publiques, par diverses personnes, notamment par les communautés religieuses et par les pharmaciens (1). En 1835, paraissent deux fascicules in-quarto, assez volumineux, qui contiennent des travaux que l'on pourrait encore maintenant consulter avec fruit. — En 1836, brochure de 24 pages, instruction populaire pour les secours à donner aux noyés. Cette pièce est dénuée d'intérêt. Depuis 1836, jusqu'à nos jours, on ne ren-

(1) Dans la séance du 8 avril 1862, M. Oudart, pharmacien, renouvela cette proposition de M. Patin. Si quelques personnes pouvaient s'étonner ou se formaliser, que diraient-elles si elles lisaient le paragraphe intitulé : *Police médicale,* du Rapport général des travaux du conseil d'hygiène de la Seine-Inférieure en 1858 !

contre plus une seule publication. — Cependant le Conseil n'est point resté inactif, et l'un de ses cartons est rempli de rapports intéressants qui m'ont paru mériter que l'on prît la peine de les classer. Malheureusement un très-grand nombre a disparu, et il faudrait, je pense, de patientes et de longues recherches pour combler les lacunes. Je le regrette d'autant plus que je ne pourrai dès-lors présenter dans le paragraphe qui doit en traiter, qu'un travail très-incomplet sur les rapports et les mémoires, œuvre du conseil. — Je termine cet historique déjà trop long, en vous rappelant que vers la fin de 1848, l'organisation des conseils a été remaniée; qu'en 1849 et en 1854, les épidémies de choléra ont nécessité de nombreuses séances remplies par la proposition et l'adoption d'utiles précautions; — et qu'enfin l'an dernier, en demandant l'application de l'article du règlement qui institue les réunions trimestrielles, vous avez provoqué une excellente mesure et préparé un avenir de travail.

II

Travaux livrés à la publicité.

Je les ai mentionnés dans l'historique. — Je n'ai rien à ajouter à ce que j'ai dit de la brochure publiée en 1834. — J'ai à revenir sur les deux fascicules publiés l'un en février, l'autre en septembre 1835. — Le fascicule de février contient d'abord la liste des membres des Conseils d'hygiène des arrondissements, et celle des correspondants cantonnaux dont faisait partie, pour le 3e canton de Troyes, l'un des membres du présent Conseil, notre honorable collègue M. Viardin. Suit un programme de questions adressées par le Comité central en avril 1834 aux Conseils des arrondissements et aux correspondants cantonnaux. On remarque particulièrement les questions suivantes, que nous aurons probablement à proposer de nouveau un jour : — décrire les habitations servant actuellement aux hommes et aux animaux, indiquer la disposition qu'il paraîtrait le plus convenable de leur donner; — la loi de 1850 sur les logements insalubres rendrait plus facile l'exécution du programme qui sert de développement à cette question, puisqu'elle ordonne là où l'on ne pouvait que conseiller; — de l'éducation physique et morale, depuis la naissance jusqu'à sept ans; — cette question a figuré parmi celles qui ont été proposées au Congrès de 1864; — plus, des questions de statistique médicale, dont l'une relative à la mortalité de 1821 à 1830, est l'objet d'un travail de M. Patin; — ce fascicule contient encore divers rapports relatifs à des établissements industriels, et il se termine par une nombreuse série de tableaux indiquant par année le nombre des décès et celui des naissances, des mariages, etc., de 1821 à 1830.

Le fascicule de septembre présente un long travail sur l'hygiène, la topographie, la géologie, la flore, la faune, la météorologie, la population, les mœurs, les travaux, l'alimentation, les maladies, les décès, les naissances, etc. (tableaux à l'appui), les animaux domestiques, de la commune de Rouilly-Saint-Loup. Ce travail est l'ouvrage de plusieurs personnes dont quelques-unes n'appartiennent pas au Conseil d'hygiène. Les principaux auteurs en sont : MM. Patin, Desguerrois, Clément-Mullet, Chaales des Etangs. — On y remarque un paragraphe fort curieux intitulé : *Obstacles qu'éprouve un exercice efficace et éclairé de la médecine.* On y voit qu'en ce temps-là la médecine Broussaisienne est peu en faveur dans les campagnes, et que les paysans donnent la préférence à la médecine toute Rabelaisienne du curé de Vauchassis, célèbre par le culte tout particulier qu'il professait pour la *purée septembrale*. — Dans les conseils qui terminent ce travail, figure une réclamation contre le transport des enfants à baptiser à l'église pendant l'hiver. — De nos jours on ne manquerait pas d'y ajouter une réclamation non moins fondée contre le transport de ces petits êtres à la mairie. — Espérons que les nombreuses réclamations du corps médical finiront par mettre fin à une pratique dangereuse et inutile, qui peut être remplacée par la visite à domicile. — Suit un travail analogue pour la commune de Villemaur. Les auteurs s'élèvent contre l'abus de l'eau-de-vie dans ce village; que diraient-ils aujourd'hui en considérant ce qui se passe sous ce rapport, partout? Parmi les autres travaux de ce fascicule, j'en vois un sur la contagion de la fièvre typhoïde. M. Adnot et M. Viardin apportent des faits qui ne me semblent pas concluants. Mais ce n'est point ici le lieu d'agiter cette grave question.

En résumé, ces deux fascicules méritent d'être lus; on peut regretter que la voie qu'ils avaient ouverte aît été si vite fermée. Supposez une série de travaux semblables sur toutes les communes du département, ou au moins sur un grand nombre, et voyez quelle richesse de documents pour l'histoire locale! Je sais bien qu'en dehors des Conseils d'hygiène ces essais ont été repris par diverses personnes, pour Méry, pour Aix-en-Othe, etc., et tout récemment pour Ramerupt; mais le Conseil d'hygiène renferme dans son sein des hommes spéciaux qui eussent pu, en suivant la route commencée, élever un véritable monument, et faire pour la flore, pour la faune, la topographie, l'hygiène, etc., des diverses localités du département, ce que la Société Académique a fait pour l'archéologie. Consolons-nous! Il est toujours temps de bien faire.

L'instruction pour les secours aux noyés et aux asphyxiés clôt la liste trop courte des publications du Conseil d'hygiène. Vous tiendrez tous à reprendre la tradition interrompue ; mais il faut réclamer le fonctionnement des Conseils d'arrondissement, la centralisation de leurs travaux, et aussi l'organisation des correspondants cantonnaux, conformément aux articles 1, 3, 4, 7 du règlement.

III

Rapports et travaux non publiés.

Les rapports sont nombreux; on en compte plus de 80. — Le grands laps de temps qui s'écoule entre 1832 et 1867 me fait supposer qu'il en manque beaucoup aux archives. Le dépouillement des procès-verbaux, d'ailleurs, en fournit la preuve. Ici surgit une grande difficulté : il est évidemment impossible de les publier tous, un grand nombre ayant perdu tout caractère d'actualité; il serait au moins inutile de les analyser. Je me bornerai donc à indiquer leur nombre par années, et en même temps j'énumérerai les principaux objets dont ils traitent. Enfin, quelques-uns pourront être imprimés dans leur teneur. Je pense que si, comme vous avez paru le désirer, les publications deviennent annuelles, tous les rapports devront nécessairement figurer dans vos comptes-rendus ou bulletins.

En 1832. — Deux rapports. — L'un est relatif à une

question qui a préoccupé le Conseil, à diverses reprises, à la question du séchoir de cuirs verts établi dans la rue des Cornes, et appartenant à M. Lavocat-Savourat. Les commissaires étaient MM. Gréau, Patin et Pigeotte. Il conclut à la non-autorisation pour cause d'insalubrité démontrée notamment pendant le choléra de 1832. — L'autre rapport (commissaires, MM. Dublanc, Perrot, Gréau) est relatif à des demandes de teinturiers qui désirent conserver leur industrie en ville, autorisation accordée pour certaines industries.

1833. — Un seul rapport, — sur des questions d'établissements de fonderies de suif.

1835. — Neuf rapports, — six sur des tanneries et teintureries ; — le reste, sur une fabrique de noir animal, un atelier de grattage et un four à chaux.

1836. — Sept rapports. — L'un traite de nouveau la question d'insalubrité relative à l'établissement de cuirs verts de la rue des Cornes (commissaires, MM. Patin, Bert et Delaporte). — Les autres répondent à des demandes d'autorisation de mégissiers, de teinturiers, de corroyeurs et de brasseurs.

1837. — Un rapport. — Fonderie de suif.

1838. — Néant.

1839. — Un rapport sur une demande d'établissement d'une fabrique de chandelles (commissaires, MM. Bouché, Chéron et Delaporte).

1840. — Un rapport relatif à l'établissement d'un séchoir de cuirs verts de la Grande-Tannerie.

1841. — Un rapport. — Demande de l'établissement d'une machine à vapeur rue du Fort-Bouy.

1842. — Trois rapports. — Demandes d'établissement de fours à chaux et de machines à vapeur.

1843. — Trois rapports. — Fours à plâtre, fabrique de chandelles.)

1844. — Deux rapports. — Teintureries, savonneries.

1845-1846. — Néant.

1847. — Quatre rapports. — Demandes d'autorisation pour fours à chaux et machines à vapeur.

1848. — Néant.

1849. — Un rapport très-étendu sur l'organisation des Conseils d'hygiène, telle qu'elle résulte du décret du 18 décembre 1848. C'est pendant l'année 1849 qu'il survient à Troyes une invasion du choléra. — Si les rapports aux archives sont presque absents, la lecture des procès-verbaux témoigne cependant que cette année-là le Conseil a beaucoup travaillé. Je n'en veux donner pour preuve que ce fait qu'il a tenu en 1849 treize séances.

1850. — Deux rapports, — l'un sur une fabrique d'allumettes au faubourg Saint-Jacques, — l'autre sur l'établissement d'un abattoir public à Sainte-Savine.

1851. — Trois rapports, — sur des établissements industriels divers.

1852. — Néant.

1853. — Rapports — sur des tanneries et des amidonneries.

1854. — Rapport de M. P. Carteron, au nom d'une Commission chargée d'examiner le déplacement d'un cimetière. Ce rapport est très-complet et pourrait être consulté avec fruit dans l'occasion.

1855. — Trois rapports, — amidonneries, fabriques de chandelles, chaudières à vapeur.

1856-57. — Néant.

1858. — Deux rapports, — mêmes questions qu'en 1855.

1859. — Trois rapports, — teintures, cuirs.

1860. — Néant.

1861. — Huit rapports, — sur le vernissage des poteries, — sur un établissement de vidanges, — sur l'usine à gaz, etc.

1862-63. — Huit rapports, — Prises d'eau, fours à chaux, boissons économiques, abattoir, etc.

1863. — Néant.

1864. — Trois rapports, — routoirs.

1865. — Plusieurs rapports, — l'un d'eux est relatif au comblement des traversins et des fossés de Nervaux, question de salubrité très-importante pour la ville de Troyes. La question du comblement des traversins n'est donc pas nouvelle ; on la trouve agitée bien des fois dans le Conseil, et il y a longtemps, pour la première fois.

1866. — Six rapports, — demande d'établissement d'une fabrique de noir animal près Piney (commissaires, MM. Michel, Bacquias, Bourgouin ; — un autre, — Demande d'autorisation d'un dépôt d'eaux minérales. — Rapport sur l'établissement d'une citerne à engrais à Payns (commissaires, MM. Michel, Bourgouin, A. Vauthier). — Rapport détaillé par le docteur Vauthier sur les circonstances de l'invasion du choléra à Troyes antérieurement, et sur les mesures préventives qu'il serait bon de prendre dans le cas où ce fléau viendrait faire une quatrième visite.

Ici se termine l'énumération un peu fastidieuse des rapports qui figurent aux archives. — En résumé, de nombreuses questions industrielles et d'intérêt public ont été soumises au Conseil, de 1832 à 1867. Parmi ces questions nous distinguons surtout celles qui sont relatives aux principaux établissements du pays : les tanneries, les corroieries, les mégisseries, les fabriques de chandelles, les fours à chaux, les fabriques d'allumettes, de noir animal, et les machines à vapeur. Si donc, de 1836 à 1867, le conseil n'a rien publié, ce n'était point, comme je l'ai déjà dit, faute de matériaux. Vous avez décidé qu'à l'avenir ces errements ne seraient pas suivis, et je crois que tout le monde y gagnera, — les membres du conseil, en trouvant dans une publication des documents qui pourront les guider, — les industriels en se rendant compte de la solution qu'ont eue certaines affaires, et les personnes qui s'occupent de questions de droit, en pouvant se baser pour une discussion sur des précédents de la localité.

Il me resterait à parler d'autres travaux du Conseil. Malheureusement on ne trouve dans les archives aucun rapport de MM. les médecins des épidémies, qui sont de création récente (antérieurement à 1852, les membres du Conseil étaient chargés de ce qui regardait cette question), ni de MM. les vétérinaires sur les épizooties, aucun document sur la vaccine, aucune note sur le mouvement de la population, sur les décès, les naissances, les mariages, etc. ; sur la météorologie, le travail des enfants dans les manufactures, l'assistance publique. — Enfin, absence complète de tout travail original. C'est une lacune des plus regrettables. A l'avenir, on doit espérer que les documents nécessaires arriveront annuellement au Conseil sur ces intéressantes questions. On verra dans le paragraphe suivant que nombre d'autres conseils procèdent autrement.

IV

Ouvrages & Comptes-rendus adressés au Conseil.

§ 1. — *Bulletins des travaux des Conseils d'hygiène de France.* — Ces bulletins sont au nombre de quarante-trois environ. — Vingt-trois Conseils les ont adressés. — Or, si l'on considère que la France, avant l'annexion très-récente encore de la Savoie, se composait de 86 départements, en admettant un Conseil central par chaque département, on trouve qu'il n'y a pas le quart des Conseils qui aient fait des publications : c'est peu, et ce petit nombre justifie les observations de la circulaire relatées plus haut. Mais dans ces bulletins, il en est de fort importants, et l'on peut dire que la qualité compense la quantité. — Plusieurs de ces communications ont été l'objet, surtout dans ces dernières années, de rapports, soit verbaux, soit écrits, dans le sein du Conseil. — Il est à désirer que cette manière de procéder à leur égard soit généralisée et passe en habitude. Les bulletins sont fournis par les départements suivants : Seine, Nièvre, Meurthe, Gironde, Bas-Rhin, Haute-Vienne, Nord, Seine-Inférieure, Hérault, Rhône, Meuse, Eure, Vendée, Finistère, Charente-Inférieure, Loiret, Seine-et-Oise, Doubs, Hautes-Alpes, Cher, Côte-d'Or. — La publication la plus ancienne date de 1826 (compte-rendu des séances du Conseil d'hygiène du département de la Seine depuis 1802, époque de la fondation, jusqu'à 1826). — De 1826 à 1837, la Seine et la Seine-Inférieure font seules des communications. — Une dizaine d'années se passent pendant lesquelles les archives ne reçoivent rien. Enfin, arrive le choléra de 1849, et les

Conseils d'hygiène se piquent d'émulation; ils sont partout réorganisés sur des bases nouvelles, et les bulletins reparaissent. Les plus volumineux et les plus nombreux sont fournis par les départements de la Seine, de la Seine-Inférieure, du Nord, de la Vendée, du Bas-Rhin, de la Haute-Vienne. Parmi les autres, il en est de très-courts. Plusieurs ont de 60 à 80 pages; quelques-uns ont moins encore (8 pages). Les Conseils qui les ont adressés ont pensé avec raison qu'il valait mieux faire une publication, même écourtée, que de garder le silence. Ces minces fascicules ne sont point à dédaigner; ils ressemblent à la brochure de 22 pages publiée par le Conseil de Troyes en 1834, qui, sous une forme très-concise, relate des travaux intéressants. Les volumes qui dépassent 500 pages) ne sont pas rares; il est des Conseils qui, n'ayant donné pendant si longtemps aucun travail, ont publié des revues embrassant un espace de deux ans, dix ans, vingt ans et vingt-cinqans. Puis leurs publications sont devenues régulièrement et annuellement périodiques. J'ai pensé que le Conseil de Troyes, après un silence trop prolongé, pourrait procéder ainsi. — En 1865, le secrétaire du Conseil de la Moselle a réclamé, par une lettre qui figure aux archives, les travaux de notre Conseil en échange des siens. — Il n'y a donc plus lieu de différer.

Il est bon de prendre pour modèle la plupart de ces volumes qui contiennent de nombreux travaux sur les épidémies et sur les épizooties, sur le mouvement de la population, sur la météorologie, le travail des enfants dans les manufactures, la statistique, etc., etc. Tous les rapports lus en séance y sont insérés. Quelques Conseils donnent l'analyse de tous leurs procès-verbaux. — C'est là, je crois, une addition utile. — Il est plus facile de chercher dans une analyse imprimée les documents dont on peut avoir besoin que dans les procès-verbaux manuscrits. — J'ai préparé un travail de ce genre qui pourra être inséré dans le bulletin que nous avons à imprimer, si le Conseil le juge convenable. La publication de ce travail serait d'autant plus utile que la lecture des procès-verbaux démontre que le Conseil a émis, dans le moment opportun, une foule de bonnes idées, et qu'il n'a cessé de réclamer contre bien des abus (1).

§ 2. — *Mémoires originaux.* — Ces pièces sont en assez grand nombre ; on en compte environ quarante. Plusieurs m'ont semblé dignes d'une lecture attentive ; mais la plupart sont insignifiants quand ils ne sont pas des réclames, ce qui est pis encore. On trouve dans la série des mémoires plusieurs publications de M. Gréau

(1) J'en donnerai pour preuve, en ce moment, sa délibération du 28 janvier 1859. — Par cette délibération, le Conseil décide qu'il y a utilité et opportunité à faire une publication de ses travaux, mais qu'au préalable une lettre sera adressée à M. le Préfet, pour le prier de vouloir bien demander que les Conseils des autres arrondissements de l'Aube fournissent un résumé de leurs travaux pour les coordonner avec ceux du Conseil de Troyes, afin qu'on puisse apprécier, d'après tous ces matériaux, quelle serait la dépense à faire pour l'impression. Cette délibération n'a point été suivie d'exécution. Le Conseil de Troyes n'en est pas responsable. — Les arrondissements n'ont jamais fourni la moindre communication. Le Conseil, il est vrai, eût dû passer outre et publier son propre fonds. — Il est évident, d'autre part, que les ressources ont manqué. — Ce fait est établi par une délibération du 6 juillet 1864, — le Conseil réclame contre les frais qu'ont eus à faire quelques membres à l'occasion de certains déplacements. Une affaire (relative à la demande de M. Lorne, tendant à obtenir l'autorisation d'établir un atelier d'équarrissage à Saint-Benoît-sur-Vannes) a dû subir de grandes lenteurs par le défaut de fonds nécessaires pour une visite sur les lieux. — C'est en 1864 que le Conseil a demandé une allocation de 500 fr.

aîné, membre du Conseil, esprit fort distingué, dont la mémoire est justement honorée. Ces traités se font remarquer par le côté pratique. L'un est intitulé : *Défense du travail libre contre la concurrence des maisons centrales.* — Troyes, 1848. La concurrence établie par les maisons centrales et les communautés religieuses, au grand détriment du travail libre, a préoccupé beaucoup de bons esprits, et M. Gréau s'est rendu, dans cette grave question, l'interprète de la pensée générale. — Les archives contiennent encore deux mémoires de M. Oudart (Henri), sur le lait et sur les engrais, et un mémoire de M. Bourgouin, pharmacien, sur le gaz d'éclairage.

§ 3. — *Ouvrages didactiques.* — La plupart sont des traités d'hygiène oubliés aujourd'hui.

§ 4. — *Journaux.* — Les archives renferment plusieurs journaux sans valeur; mais on y trouve aussi une collection de plusieurs années de la Gazette médicale et des Annales d'hygiène.

§ 5. — *Ouvrages divers.* — Je n'entreprendrai point de consigner ici la liste des ouvrages divers adressés au Conseil. — Il en est qui sont insignifiants; quelques-uns constituent des réclames dont il ne doit point être fait mention. — On distingue pourtant les ouvrages suivants :

— Dissertation sur les inhumations en général; leurs résultats fâcheux dans les églises ou les villes; la nécessité de cimetières extrà-muros. — Thèse de Paris, 1831. — Reboucas.

— Considérations hygiéniques sur les manufactures. — Thèse de Paris, 1844. — Jacquot.

— Etudes sur les subsistances dans leurs rapports

avec les maladies et la mortalité. — Paris, 1842. — Mêlier.

— De la destruction des tissus dans le blanchiment et la teinture, par M. Gréau. — Troyes, 1835.

— Défense du travail libre contre la concurrence des maisons centrales, par le même. — Troyes, 1835.

— De l'assistance publique. — Théodore Saint-Genez et Patrice Rollet. — Paris, 1840.

— Rapports sur les épidémies cholériques de 1832 et 1849, par Blondel. — Paris, 1850.

— Rapports sur le choléra à Paris, en 1832.

Ce sont là les plus intéressants. Il en est d'autres pourtant qui ne sont pas compris dans cette liste et qui mériteraient une mention spéciale, si je ne craignais d'abuser de votre patience.

V

Résumé des desiderata et vœux à formuler.

Si l'on a écouté attentivement la lecture des différents points traités dans ce rapport, il ne sera pas difficile de formuler les *desiderata* des Conseils d'hygiène du département de l'Aube. — En premier lieu, il faut noter que l'organisation est incomplète, que les Conseils d'arrondissement ne fonctionnent guère, à supposer même qu'ils fonctionnent, qu'il n'y a entre eux et le Conseil d'arrondissement de Troyes aucun rapport, aucun lien, et que les correspondants cantonnaux dont parle le règlement n'existent pas même sur le papier. — Aucune publication n'a paru depuis longues années, et si le département ne marche pas seul dans cette vie d'inertie, si un trop grand nombre d'autres départements ne produisent pas davantage, on ne peut pas en conclure qu'il y ait là un motif valable pour persévérer dans une voie fâcheuse. — A défaut de tout autre mobile, un sentiment bien naturel d'amour-propre ne nous permet plus de toujours recevoir et de ne rien donner.

Il est donc désirable qu'on abandonne les anciennes habitudes, et qu'on passe de l'état passif à l'état actif. La considération de l'importance plus ou moins grande des travaux ne saurait constituer une difficulté. En rendant compte des bulletins adressés au Conseil, j'en ai signalé de très-courts. Qu'on manifeste son existence d'une manière ou d'une autre, il est pourtant bon de l'affirmer. Je suis convaincu, Messieurs, que vous partagerez mon sentiment, et qu'un bulletin annuel publié régulièrement viendra apporter à la science de l'hygiène son contingent d'observations et de rapports. — Pourquoi ce bulletin ne contiendrait-il pas, en outre, un sommaire des séances, comme cela se voit dans les publications de plusieurs Conseils, et comme le font plusieurs sociétés savantes, notamment la Société Académique de l'Aube? — Pour l'exécution de cette mesure, il est indispensable que, selon l'avis formulé par M. le Ministre dans une circulaire précitée, le Conseil général fournisse les fonds nécessaires. Je ne crois pas me tromper en vous disant que l'appui de M. le Prétet, président du Conseil, ne saurait nous faire défaut. — Un secours fourni par le Conseil général n'est point seulement désirable pour des publications. Dans l'une de vos dernières séances, vous avez décidé que nos archives et notre bibliothèque seraient mieux installées et mieux montées. Cette décision est d'autant plus importante à rappeler, que la session annuelle du Conseil général approche.

En résumé, les archives contiennent de nombreux rapports d'un réel intérêt.— De plus, elles renferment quelques publications trop rares et qu'il est désirable de voir se continuer. — Elles sont, d'ailleurs, vides de rapports sur les épidémies, les épizooties, sur la vaccine, ainsi que de travaux originaux sur les questions d'hygiène générale ou locale; les communications faites par les conseils des autres départements au Conseil de Troyes, communications pour lesquelles plusieurs demandent l'échange, doivent inviter le Conseil de Troyes à entrer dans la voie des publications périodiques.

Troyes, le 12 Juillet 1867.

Le Secrétaire,

A. VAUTHIER.

ANALYSE DES PROCÈS-VERBAUX

DU

CONSEIL CENTRAL D'HYGIÈNE

DU DÉPARTEMENT DE L'AUBE

FAISANT FONCTIONS DE CONSEIL POUR L'ARRONDISSEMENT
DE TROYES

de 1832 inclusivement à 1867 exclusivement

Par le Dr A. VAUTHIER (1)

NOTA. — Bien que le Conseil ait été institué le 16 septembre 1830, on ne trouve de registre des procès-verbaux qu'à dater de 1833.

Année 1833.

6 juillet. — Règlement des Conseils d'hygiène de l'Aube, — signé : Combe-Siéyès, préfet.

Année 1834.

14 février. — Arrêté préfectoral qui nomme membres du Conseil d'hygiène et de salubrité :

MM. Cardon, Patin, Desguerrois, docteurs en médecine ; — Delaporte, chimiste, membre du Conseil

(1) Le travail très-pénible et très-ingrat auquel je me suis livré n'intéressera que les membres du Conseil, dans les cas où il leur serait utile de se reporter à des délibérations antérieures sur des questions diverses. Il aura l'avantage de donner une série non interrompue des travaux du Conseil, — les bulletins suivants devant contenir à l'avenir tous les procès-verbaux dans leur intégralité ou en résumé.

général; — Jourdan, géomètre; — Flaugergues, professeur au collége; — Bert, architecte; — Durand, vétérinaire.

SÉANCE DU 1er MARS. — Présidence de M. Combe-Siéyès, préfet.

Allocution de M. le Préfet. — Nomination des membres du bureau : MM. Patin, président; — Delaporte, vice-président; — Desguerrois, secrétaire; — Flaugergues, vice-secrétaire.

Nomination d'une Commission de trois membres, chargée de présenter un projet de Règlement intérieur. — Commissaires : MM. Patin, Delaporte et Desguerrois.

SÉANCE DU 8 MARS. — Présidence de M. le Dr Patin.

Commission composée de MM. Patin, Delaporte, Flaugergues, Jourdan et Bert, pour faire un rapport sur des fonderies de suif à feu nu. — Lecture du projet de Règlement intérieur. L'article 1er de ce projet dit que le Conseil aura chaque mois deux séances ordinaires, indépendamment des séances extraordinaires. — Dénonciation de causes d'insalubrité des écoles de Saint-Mards et d'Aix-en-Othe. — Nomination, dans la personne de MM. Patin et Delaporte, de deux membres pour constituer le Comité central.

SÉANCE DU 19 MARS. — Présidence de M. le Dr Patin.

Approbation du Règlement intérieur. — Lecture du rapport de la Commission nommée pour la présentation des correspondants cantonnaux.

Le nom des correspondants nommés figure dans le Recueil des travaux publiés en 1835.

Séance du 2 Avril. — Présidence de M. le Dr Patin.

Question des fonderies de suif et des écoles de Saint-Mards.

Séance du 16 Avril. — Présidence de M. le Dr Patin.

Suite de la question des fonderies de suif. — Rapport de M. Flaugergues. — Communication de M. Bert au sujet d'individus asphyxiés dans un puits, à Rigny-le-Ferron. — Le Conseil nomme une Commission composée de : MM. Bert, Flaugergues et Desguerrois. Cette Commission rédigera une instruction pour l'assainissement du puits.

Séance du 7 Mai. — Présidence de M. le Dr Patin.

Suite de la question des fonderies de suif. — Vote de l'achat de réactifs et d'instruments de physique, notamment d'un pluviomètre.

Séance du 21 Mai. — Présidence de M. le Dr Patin.

Questions adressées par M. le Préfet sur les vaccinations. Nomination d'une Commission pour leur examen (MM. Patin et Desguerrois). Suite de la question des fonderies de suif.

Séance du 4 Juin. — Présidence de M. le Dr Patin.

Suite de la question des fonderies de suif. — Nomination d'une Commission permanente chargée d'inspecter les écoles sous le rapport hygiénique seulement (MM. Delaporte, Flaugergues et Patin). — Une cause d'insalubrité à Saint-Mards est signalée par le Maire de cette commune. — Examen par le Conseil, à l'issue de la séance des travaux de construction de l'Ecole normale.

Séance du 18 Juin. — Présidence de M. le Dr Patin.

Suite de la question des fonderies de suif. — Avis favorable donné sur la demande de M. Bonnemain-Bacquias qui se propose d'établir une fabrique de ce genre.

Séance du 25 Juin. — Présidence de M. le Dr Patin.

Réclamation contre la non-notification aux correspondants cantonnaux de leur nomination. — Suite de la question des fonderies de suif; rapport définitif. La décision prise dans la dernière séance, ainsi que les conclusions du rapport lu dans celle-ci, ne sont pas adoptées. Nomination d'une nouvelle Commission (MM. Flaugergues, Delaporte et Bert). — Lettre de M. le Préfet sur les vaccinations de 1833, et propositions de récompenses. — Commission nommée pour s'occuper du mode de distribution de ces récompenses (MM. Delaporte, Patin, Jourdan).

Séance du 2 Juillet. — Présidence de M. le Dr Patin.

Le rapport de la nouvelle Commission des fonderies de suif qui conclut à l'autorisation, est adopté.

Séance du 6 Aout. — Présidence de M. Delaporte.

Encore la question des fonderies de suif. — Réclamations de la commune de Saint-Mards contre l'insalubrité d'un abattoir. — Réclamations contre les abattoirs privés des faubourgs Sainte-Savine et Saint-Martin de Troyes. — Observations de M. Jourdan sur l'insalubrité du bassin du canal.

Séance du 13 Aout. — Présidence de M. le Dr Patin.

La question des fonderies de suif est de nouveau agitée. — Proposition de questions à résoudre, faite par le Comité central. — Ces questions sont relatives à l'éducation des enfants, à l'état des habitations, à l'analyse des eaux et à l'influence des routoirs sur la santé publique. — Commissaires : MM. Delaporte et Jourdan.

Séance du 20 Aout. — Présidence de M. Delaporte.

Rapports sur les questions proposées dans la dernière séance; — développement. — Nouveau rapport sur la question des fonderies de suif. — M. Durand annonce qu'une épidémie de claveau règne à Saint-Germain. — Le Conseil décide qu'il en sera donné avis à M. le Préfet. — Nouvelle réclamation de M. Jourdan relative à l'insalubrité du bassin du canal.

Séance du 3 Septembre. — Présidence de M. le Dr Patin.

Demandes d'autorisation pour des établissements de tanneurs, chamoiseurs, teinturiers, etc. Renvoi à une Commission composée de : MM. Bert, Jourdan, Delaporte, Flaugergues et Patin.

Séance du 17 Septembre. — Présidence de M. Delaporte.

Nomination d'une Commission pour inspecter avec M. le Dr Pigeotte, médecin des prisons, les nouveaux bâtiments de cet établissement. Le Conseil décide qu'il ira tout entier faire cette visite, et qu'il ne se réunira pas à M. le Dr Pigeotte qui ne fait pas partie du Conseil.

Séance du 19 Novembre. — Présidence de M. le Dr Patin.

Rapport sur le mode de répartition des récompenses pour les vaccinations.

Séance du 24 Décembre. — Présidence de M. le Dr Patin.

Communication d'un travail de statistique médicale basé sur un relevé de dix ans. — Nomination d'une Commission qui décidera le mode de publication du travail précédent (MM. Patin, Delaporte et Jourdan).

Pendant l'année 1834, le Conseil a tenu dix-neuf séances; — il a entendu la lecture de cinq rapports et nommé onze Commissions.

Année 1835.

Séance du 21 Janvier. — Présidence de M. le Dr Patin.

M. le Préfet assiste à la séance. — Rapport verbal de M. le Dr Desguerrois, sur une visite faite par lui à Rouilly-Saint-Loup, pour une épidémie; promesse d'un rapport écrit. — Choix de M. Cardon, imprimeur, comme imprimeur du Conseil. — Rapport de la Commission des tanneries, teintureries, etc. — Rapport de M. Delaporte sur l'établissement de tannerie de M. Delaunay-Dulac, qui n'est pas autorisé. — Rapport sur une teinturerie de M. Pilot; autorisation accordée sous conditions. — Lecture, par le secrétaire, du compte-rendu des travaux du Conseil en 1834. — Ce rapport est adopté sous la condition de développement à donner à la partie statistique, et de suppression de la péroraison. — Election d'un président et d'un vice-président; MM. Patin et Delaporte sont réélus. — Nomination de deux correspondants cantonnaux; — M. le Dr Ricard pour le 2e canton de Troyes, et M. Viardin, officier de santé, pour le 3e canton.

Séance du 18 Février. — Présidence de M. le Dr Patin.

Vote de l'impression du recueil des principaux travaux du Conseil à 400 exemplaires.

Séance du 21 Février. — Présidence de M. le Dr Patin.

Demande d'autorisation, par M. Mérat, d'établir à Saint-André une fabrique de noir animal. — Nomination d'une Commission pour examiner cette demande (MM. Patin, Delaporte, Bert, Flaugergues et Jourdan). — Vote de l'impression de deux rapports : l'un, de M. Flaugergues, sur une demande de M. Masson, fabricant de chandelles, rue des Forces; — l'autre, de M. Delaporte, sur la demande de M. Delaunay-Dulac, corroyeur. — Lecture d'une circulaire du Ministre du Commerce, relative aux vices rédhibitoires.

Séance du 11 Mars. — Présidence de M. le Dr Patin.

Lecture de cinq rapports sur des tanneries. — Le Conseil vote l'envoi à chaque membre du Conseil général du département, d'un exemplaire du recueil de ses travaux. — On décide que 150 exemplaires seront conservés dans les archives. — Indemnité de 30 francs accordée aux garçons qui font le service du Conseil. — Nomination d'une Commission (MM. Patin et Flaugergues) pour présenter un projet de circulaire à adresser aux correspondants cantonnaux à l'occasion des travaux que réclame la solution des questions posées par le Comité central. — Réclamations d'un particulier pour une question de voirie ; — renvoi à M. le Maire.

Séance du 15 Avril. — Présidence de M. le Dr Patin.

L'indemnité de 30 francs accordée aux garçons de salle est retranchée sur avis de M. le Préfet, que ceux-ci sont suffisamment rétribués d'ailleurs. — Envoi de 45 exemplaires du recueil des travaux du Conseil, pour être distribués aux membres des Conseils administratifs des arrondissements. — M. Ricard, docteur en médecine à Troyes, est nommé membre du Conseil en remplacement de M. Jourdan, décédé. — Lecture de dix rapports sur des tanneries, mégisseries, corroieries, etc. — Lecture, par M. Patin, de la circulaire à envoyer aux correspondants cantonnaux.

Séance du 20 Mai. — Présidence de M. le Dr Patin.

Lecture d'un rapport de M. Patin, sur la statistique médicale de Rouilly-Saint-Loup, Menois et Rouillerot, basée sur 34 ans, de 1801 à 1834.

Séance du 1er Juillet. — Présidence de M. le Dr Patin.

Nomination d'une Commission (MM. Ricard, Desguerrois et Flaugergues) pour la répartition des 1,200 fr. accordés par M. le Préfet, pour les vaccinations en 1834. — Présentation de la part de M. Gérard, correspondant cantonnal, de trois mémoires : — sur la statistique médicale de Montiéramey, pendant dix ans; — sur l'état sanitaire de Mesnil-Saint-Père; — sur un état des individus morts du choléra en 1832, à Montiéramey. — M. Patin est chargé d'examiner ces travaux. — M. Bert est désigné pour étudier un modèle de ferme présenté par M. Fortier. — Concession à M. Patin de 20 exemplaires du recueil des travaux, pour en disposer comme il le voudra. — M. le Préfet vient annoncer la démission de M. Flaugergues.

Séance du 2 Septembre. — Présidence de M. le Dr Patin.

M. le Préfet demande une instruction sur les secours à donner aux noyés. — Commissaires : MM. Ricard, Patin, Cardon et Desguerrois. — Autre Commission

(MM. Delaporte et Patin) pour examiner une plainte de M. Bossuot contre M. Lallemand, gratteur. — Sur la proposition de M. Durand, le Conseil décide qu'il sera pris des mesures contre la propagation du claveau dans le département.

Séance du 16 Septembre. — Présidence de M. le Dr Patin.

Lecture du rapport de M. Delaporte sur la plainte Bossuot contre Lallemand.

Séance du 29 Décembre. — Présidence de M. le Dr Patin.

Lecture d'un rapport relatif à un établissement industriel. — Vote de l'impression d'une analyse par M. Flaugergues, des eaux de Rouilly-Saint-Loup. — M. Patin communique un mémoire de M. Viardin, correspondant cantonnal, sur une succession de fièvres typhoïdes dans la même famille.

Pendant l'année 1835, le Conseil a tenu onze séances; — il a entendu la lecture de 23 rapports et de 4 mémoires; — il a nommé quatre Commissions et deux correspondants cantonnaux. — Il a perdu l'un de ses membres, M. Jourdan, et reçu la démission de M. Flaugergues, pour cause de départ.

Année 1836.

Séance du 16 Mars. — Présidence de M. le Dr Patin.

Rapport de M. Delaporte sur des tanneries.

Séance du 4 Mai. — Présidence de M. le Dr Patin.

Lecture de deux lettres de M. le Préfet, relatives à des tanneries et à des fonderies de suif (Commissaires : MM. Patin, Ricard, Durand, Desguerrois).

Séance du 29 Juin. — Présidence de M. le Dr Patin.

Demande de M. Bazin pour une exploitation de tourbe (Commissaires : MM. Desguerrois, Delaporte et Ricard). — Lecture du rapport de la Commission des récompenses pour les vaccinations.

Séance du 7 Septembre. — Présidence de M. le Dr Patin.

Nomination d'une Commission pour examiner la demande de MM. Mirguet et Hechinger, à l'effet d'être autorisés à établir, — l'un, une fabrique de salpêtre au faubourg Sainte-Savine; — l'autre, une brasserie au faubourg Saint-Jacques (MM. Patin, Delaporte et Ricard).

Séance du 14 Septembre. — Présidence de M. le Dr Patin.

Lecture, par M. Desguerrois, d'un rapport sur la tourbière de Saint-Germain, — et par M. Delaporte, d'un autre rapport au nom de la Commission chargée d'examiner les demandes pour l'établissement d'une fabrique de salpêtre et d'une brasserie.

Pendant l'année 1836, le Conseil a tenu 6 séances : — il a entendu trois rapports et nommé quatre Commissions.

Année 1837.

Séance du 7 Aout. — Présidence de M. le Dr Patin.

Rapport de M. Patin sur les récompenses pour les vaccinations en 1836.

Séance du 6 Septembre. — Présidence de M. le Dr Patin.

On remarque la présence de M. le Dr Teissier, dont la date de nomination comme membre du Conseil n'est point indiquée. — Commission composée de MM. Patin, Delaporte et Desguerrois, pour examiner la condition actuelle des enfants occupés dans les fabriques. — Autre Commission chargée d'examiner la demande de M. Cadet, qui désire établir une fonderie de suif (MM. Desguerrois, Tessier, Bouché).

Pendant l'année 1837, le Conseil n'a tenu que deux séances; — il a entendu la lecture d'un rapport et nommé deux Commissions.

M. le Dr Teissier, et M. Bouché, architecte, sont entrés dans le Conseil.

Année 1838.

SÉANCE DU 11 AVRIL. — Présidence de M. le Dr Patin.

Rapport de M. Patin, sur une demande de M. Rouvre pour établir une tuilerie à Montreuil. — Nomination d'une Commission composée de MM. Patin, Bouché et Desguerrois (examen d'une demande d'établissement d'usine à gaz portatif non comprimé).

SÉANCE DU 6 JUIN. — Présidence de M. le Dr Patin.

Rapport de M. Bouché sur l'usine à gaz portatif. — M. Bouché est désigné pour examiner une demande d'établissement d'une tuilerie à Ervy. — MM. Patin, Teissier et Desguerrois sont chargés d'analyser une pommade délivrée par un charlatan à un jeune homme atteint de la gale; cette pommade a causé des accidents.

SÉANCE DU 12 OCTOBRE. — Présidence de M. le Dr Patin.

M. Patin lit un rapport de M. Bouché sur la question de la tuilerie d'Ervy; avis favorable. — Avis donné par le Conseil de supprimer la mare de la rue Derne, au faubourg Saint-Martin. — Commissaires pour examiner la question de l'insalubrité du bassin du canal (MM. Patin, Desguerrois et Bouché).

Pendant l'année 1838, le Conseil a tenu trois séances; — il a entendu trois rapports et nommé quatre Commissions. — Entrée de M. Chéron comme membre.

Année 1839.

SÉANCE DU 6 FÉVRIER. — Présidence de M. le Dr Patin.

Commission nommée pour examiner une demande de M. Bonnemain-Bacquias, relative à une fabrique de chandelles (MM. Patin, Delaporte, Bouché, Chéron et Desguerrois). — M. Bouché est chargé de faire un rapport sur une demande de M. Odin, qui se propose d'établir un four à plâtre à Bouilly.

SÉANCE DU 13 FÉVRIER. — Présidence de M. le Dr Patin.

Rapport de M. Delaporte, sur la demande de M. Bonnemain.

SÉANCE DU 15 AVRIL. — Présidence de M. le Dr Patin.

Examen des conditions d'établissement de l'hospice de vieillards Saint-Nicolas (Commissaires, MM. Patin, Tessier et Bouché).

SÉANCE DU 22 AVRIL. — Présidence de M. le Dr Patin.

Demande d'autorisation d'une fabrique de toiles cirées à Montier-la-Celle (Commissaires, MM. Patin, Bouché et Desguerrois).

Séance du 9 Octobre. — Présidence de M. le Dr Patin.

Nomination d'une Commission pour examiner la grave question du charlatanisme médical et pharmaceutique. — Cette nomination a lieu sur une proposition de M. Patin qui réclame contre l'habitude qu'ont plusieurs pharmaciens d'exercer illégalement la médecine, et de traiter surtout les maladies vénériennes. Les accouchements et l'art vétérinaire ne sont pas même à l'abri de cet envahissement illégal, et fournissent également des exemples que M. Patin cite en assez grand nombre. Il y a pourtant, ajoute-t-il, des lois suffisantes pour faire respecter la médecine. — Commissaires : MM. Patin, Delaporte et Desguerrois (cette proposition a été renouvelée par M. Oudart (Henri), pharmacien, en 1864).

Pendant l'année 1839, le Conseil a tenu cinq séances; il n'a entendu la lecture d'aucun rapport; — il a nommé quatre Commissions.

Année 1840.

Séance du 22 Janvier. — Présidence de M. le Dr Patin.

Rapport de M. Bouché sur la demande d'établissement d'une fabrique de toiles cirées. — Avis favorable.

Séance du 17 Juin. — Présidence de M. Darcy, préfet de l'Aube.

Nomination d'une Commission chargée d'établir le service de la constatation des décès, tant dans la ville de Troyes que dans les autres communes du département. — Cette Commission est nommée sur la proposition de M. le Préfet (MM. Patin, Delaporte et Desguerrois).

SÉANCE DU 7 OCTOBRE. — Présidence de M. le Dr Patin.

Visite du Conseil chez M. Soucin-Camusat qui demande à établir un séchoir de cuirs verts. — Avis défavorable.

SÉANCE DU 14 DÉCEMBRE. — Présidence de M. le Dr Patin.

Lecture d'un projet de certificats pour la constatation des décès.

Pendant l'année 1840, le Conseil a tenu quatre séances; — il a entendu la lecture d'un rapport et nommé une Commission.

Année 1841.

SÉANCE DU 3 NOVEMBRE. — Présidence de M. le Dr Patin.

Démarche du Conseil pour examiner, sur les lieux, une demande de M. Bordier-Perrière relative à l'exploitation d'une fabrique de chandelles. — Le Conseil décide que M. le Préfet sera prié de faire déposer dans les archives une copie de tous ses arrêtés (cette mesure n'a presque jamais été exécutée; elle a été réclamée ultérieurement plusieurs fois). — Demande de M. Masson-Trilly, pour obtenir l'autorisation d'établir un atelier de corroierie, rue de la Petite-Tannerie. — Le Conseil décide qu'il se transportera sur les lieux.

Pendant l'année 1841, une seule séance; — pas de rapport ni de Commission.

Année 1842.

SÉANCE DU 10 JANVIER. — Présidence de M. le Dr Patin.

Refus d'autorisation d'une demande de M. Cortier, pour transporter un four à chaux sur la place des Anciennes-Prisons. — Commission nommée pour examiner une demande d'établissement d'une usine à gaz au faubourg Saint-Martin, par M. Blanchet (MM. Bouché, Patin, Delaporte).

SÉANCE DU 14 FÉVRIER. — Présidence de M. Darcy, préfet de l'Aube.

Lecture du rapport de la Commission chargée d'examiner la demande de M. Blanchet.

SÉANCE DU 9 MARS. — Présidence de M. le Dr Patin.

Autorisation accordée à M. Desprez (four à chaux, rue du Marché-Rupt).

SÉANCE DU 30 MARS. — Présidence de M. le Dr Patin.

Demande par M. le Préfet d'un nouveau rapport sur l'établissement d'une usine à gaz. — Concession de l'autorisation.

SÉANCE DU 26 MAI. — Présidence de M. le Dr Patin.

Nomination d'une Commission (MM. Delaporte, Patin et Desguerrois) pour examiner une demande de fabrique d'eaux gazeuses, par M. Benoist. — Autre Commission (MM. Delaporte, Patin et Desguerrois) chargée de s'occuper de la demande de MM. Bossuot frères, tendant à obtenir l'autorisation d'établir une machine à vapeur à haute pression, rue de la Grande-Tannerie. — Enfin, une troisième Commission (MM. Desguerrois, Patin et Chéron) pour la question de la construction d'un égout demandée par les hospices de Troyes.

SÉANCE DU 2 JUIN. — Présidence de M. le Dr Patin.

Rapport de la Commission pour la construction d'un égout. — Rejet de la demande.

Séance du 15 Juin. — Présidence de M. le Dr Patin.

M. Darcy, préfet de l'Aube, assiste à la séance.

Rapport de M. Delaporte sur la demande de MM. Bossuot: — Autorisation de la construction d'une machine à vapeur, accordée sous certaines conditions. — M. le Préfet entretient le Conseil de la demande de fabrication d'eaux gazeuses, par M. Benoist; — puis il annonce qu'il a l'intention de faire supprimer les latrines sur les traversins.

Séance du 29 Juin. — Présidence de M. Delaporte.

Rapport de la Commission sur la demande de M. Benoist. — Autorisation accordée.

Séance du 10 Aout. — Présidence de M. le Dr Patin.

Demande, par M. Astorgues, d'exploitation de four à chaux à Saint-André (Commissaires, MM. Delaporte, Patin et Desguerrois). — Dépôt des certificats concernant les décès du département en 1841. — Commission nommée pour les examiner (MM. Patin, Tessier et Desguerrois).

Séance du 23 Septembre. — Présidence de M. le Dr Patin.

Rapport de la Commission pour la demande Astorgues (four à chaux). — Avis défavorable. — Rappel de la demande de suppression des mares de Saint-Martin et Sainte-Savine.

Pendant l'année 1842, le Conseil a tenu dix séances; il a entendu la lecture de cinq rapports, et il a nommé cinq Commissions.

Année 1843.

Séance du 25 Janvier. — Présidence de M. le Dr Patin.

Nomination de quatre nouveaux membres du Conseil : MM. Gréau, Lebasteur, Dublanc et Viardin. (M. Cardon, démissionnaire, est remplacé par M. Viardin). — Demande de Mme Champion, à Ervy, pour établir une fonderie de suif à feu nu. — Renvoyé aux correspondants cantonnaux. — Nouveau rappel de la question des mares de Saint-Martin et Sainte-Savine.

Séance du 20 Février. — Présidence de M. le Dr Patin.

Lettre de M. le Dr Jacquier, d'Ervy, qui ne voit pas d'inconvénient à accorder l'autorisation demandée par la veuve Champion (établissement d'une fonderie de suif à feu nu). M. le Préfet sera informé que, dans la construction de l'usine à gaz portatif, aucune des mesures recommandées n'a pas été appliquée. — Réponse à faire, par MM. Patin et Desguerrois, à un article du *Journal de l'Aube* qui avait effrayé la population par le récit d'une prétendue épidémie sur les femmes en couche.

Séance du 24 Mars. — Présidence de M. le Dr Patin.

Demande de construction de fours à chaux à Barberey, par M. Cati. — Autorisation accordée.

Séance du 29 Avril. — Présidence de M. le Dr Patin.

Commission nommée pour examiner une demande de M. Cartier, pour établir un four à plâtre en ville (MM. Patin, Desguerrois et Dublanc).

Séance du 26 Mai. — Présidence de M. le Dr Patin.

Nouvelle demande de la veuve Champion, d'Ervy (fabrique de chandelles). Commissaires : MM. Patin, Lebasteur et Bouché. — Demande de M. Huot pour être autorisé à construire une machine à vapeur à Jaillard (Renvoyée à la Commission chargée d'examiner la demande de M. Blanchet, pour l'usine à gaz). — Commission nommée à l'effet de faire un rapport sur une roue volante établie sur un des traversins. — Réclamation de M. Patin contre l'insalubrité et l'incommodité des latrines sur les cours d'eau. (MM. Patin, Delaporte et Bouché.) — Plusieurs réclamations dans ce sens ont été déjà faites au Conseil.

SÉANCE DU 1er JUIN. — Présidence de M. le Dr Patin.

Rapport de M. Desguerrois, sur l'établissement d'un four à plâtre demandé par M. Cartier ; autorisation accordée sous conditions. — Rapport de M. Lebasteur sur la demande de M. Blanchet (machine à vapeur dans l'usine à gaz); autorisation accordée. — Rapport sur la demande de M. Huot (établissement d'une machine à vapeur) ; accordée sous conditions. — Réclamations de M. Guglieri contre les boucheries de Saint-Martin et de Preize. — M. Patin est chargé de prendre des renseignements et de faire un rapport.

Pendant l'année 1843, le Conseil a tenu six séances ; — il a entendu la lecture de deux rapports et nommé six Commissions. — Entrée de quatre nouveaux membres : MM. Gréau, Lebasteur, Dublanc, Viardin.

Année 1844.

SÉANCE DU 16 OCTOBRE. — Présidence de M. le Dr Patin.

Nomination de M. Bardin, pharmacien, comme membre du Conseil, en remplacement de M. Dublanc, démissionnaire. — Commission composée de MM. Lebasteur, Bardin et Delaporte, pour examiner une demande de M. Dupont-Forest, tendant à obtenir l'autorisation de l'établissement d'une machine à vapeur, rue du Fort-Bouy. — Autre Commission (MM. Bardin, Delaporte et Bouché) nommée pour examiner une demande de M. Dupont-Degois qui désire établir un atelier de teinture au faubourg de Preize. — Autre Commission (MM. Bardin, Delaporte et Bouché) nommée pour examiner la demande de M. Jacquinot, qui se propose d'établir, rue du Cheval-Blanc, une fabrique de savon. — Le Conseil décide que M. le Préfet sera prié d'exiger que toute cheminée où l'on brûle du charbon de terre soit élevée de 5 mètres au-dessus du comble le plus haut des maisons voisines dans un rayon de 50 mètres.

SÉANCE DU 23 OCTOBRE. — Présidence de M. le Dr Patin.

Rapport de M. Bardin sur la demande Dupont-Forest (machine à vapeur); conclusions adoptées. — Autre rapport sur la demande de M. Jacquinot (fabrique de savon); autorisation accordée. — Troisième rapport sur la demande de M. Dupont-Degois; autorisation accordée.

Pendant l'année 1844, le Conseil a tenu deux séances; — il a entendu la lecture de trois rapports et il a nommé trois Commissions. — Nomination de M. Bardin, pharmacien.

Année 1845.

SÉANCE DU 30 AOUT. — Présidence de M. le Dr Patin.

Autorisation demandée par M. Vivien-Michon, rue de la Petite-Tannerie, de reconstruire un petit bâtiment sur le Grand-Ru ; — refusée par plusieurs considérants, tirés de l'insalubrité des constructions sur les cours d'eau.

SÉANCE DU 24 NOVEMBRE. — Présidence de M. le Dr Patin.

Décision relative à la suppression des latrines de l'école des filles à Estissac, sur la rivière de Vannes.

Pendant l'année 1845, le Conseil n'a tenu que deux séances ; — pas de rapport, — pas de Commission nommée.

Année 1846.

SÉANCE DU 21 AVRIL. — Présidence de M. le Dr Patin.

Commission nommée pour examiner la demande de M. Thierry, sur une question de préparation d'engrais à l'usine des Bas-Clos (MM. Patin, Delaporte, Desguerrois, Bardin et Bouché).

SÉANCE DU 20 JUILLET. — Présidence de M. ZÉDÉ, préfet de l'Aube.

Rapport de M. Bardin sur la demande de M. Thierry (préparation d'engrais) ; — accordée pour cinq années seulement et avec des conditions de fermeture suffisante et de précautions hygiéniques déterminées.

SÉANCE DU 19 AVRIL. — Présidence de M. Delaporte.

Commission nommée pour examiner la question de la pêche des sangsues (MM. Patin, Bardin et Desguerrois). — M. Lebasteur demande de nouveau la suppression des latrines sur les cours d'eau. — M. Delaporte propose de prier M. le Préfet d'ordonner la visite de toutes les fosses d'aisances de la ville. — Adopté.

Pendant l'année 1846, le Conseil a tenu trois séances ;

— pas de rapport. — Nomination de deux Commissions.

Année 1847.

SÉANCE DU 26 FÉVRIER. — Présidence de M. le Dr Patin.

Discussion de laquelle il résulte qu'il n'y a plus depuis longtemps de sangsues dans le département de l'Aube, et qu'il serait difficile de se livrer à l'élève de ces annélides, tant qu'il n'y aura pas de règlement qui en protège l'éducation et la pêche. — Nomination d'une Commission pour examiner une demande de M. Bazin-Lebiet, tendant à établir un nouveau four à chaux aux Bas-Clos (MM. Patin, Bardin, Teissier).

SÉANCE DU 17 MARS. — Présidence de M. le Dr Patin.

Rapport sur la demande de M. Bazin-Lebiet (établissement d'un four à chaux); accordée sous conditions. — Commission pour examiner une demande de M. Braquehaye, relative à l'établissement d'un four à la Wilkinson sur la place de la Tour (MM. Lebasteur, Gréau, Patin, Desguerrois et Bardin).

SÉANCE DU 29 MARS. — Présidence de M. le Dr Patin.

Discussion sur une pétition de M. Dupont-Degois, teinturier-filateur, faubourg de Preize. — Le Conseil se transporte dans l'établissement de M. Dupont, et décide qu'il attendra pour donner un avis la présence de M. Lebasteur, ingénieur en chef du canal.

SÉANCE DU 26 AVRIL. — Présidence de M. le Dr Patin.

Nomination de M. Truelle comme membre du Conseil, en remplacement de M. Bouché, décédé. — Visite du Conseil à l'établissement de M. Braquehaye et à celui de M. Dupont-Degois.

SÉANCE DU 3 MAI. — Présidence de M. le Dr Patin.

Rapport de M. Lebasteur sur la demande de M. Braquehaye (four à la Wilkinson). — Demande accordée, mais sous de nombreuses conditions.

SÉANCE DU 1er JUILLET. — Présidence de M. le Dr Patin.

Demande de M. Thierry pour établir un four à chaux à Saint-André. — Accordé sous conditions.

SÉANCE DU 17 NOVEMBRE. — Présidence de M. le Dr Patin.

Concession à M. Talbot de l'autorisation d'établir un four à chaux à Saint-André. — Le Conseil décide que M. le Préfet sera prié de lui envoyer constamment toutes les demandes qui lui sont adressées pour obtenir l'autorisation d'établir des ateliers insalubres, dangereux ou incommodes, afin que l'action du Conseil d'hygiène soit égale pour tous, l'établissement d'un fourneau n'ayant été accordée que difficilement à M. Braquehaye, pendant que M. Mimiez, au faubourg Saint-Martin, en construisait un sans conditions et sans opposition. — L'architecte du département est chargé de faire un rapport sur l'odeur incommode de l'usine à gaz, et sur les conditions d'insalubrité de l'établissement.

Pendant l'année 1847, le Conseil a tenu huit séances; — un rapport; — nomination de deux Commissions. — Entrée de M. Truelle comme membre, M. Bouché étant décédé.

Année 1848.

Séance du 14 Janvier. — Présidence de M. le Dr Patin.

Rapport de M. Truelle sur l'usine à gaz. — Conclusion : l'usine est mal tenue. — Le Conseil signale à M. le préfet Onfroy de Bréville l'impureté du gaz fourni par la Compagnie.

Séance du 18 Septembre. — Présidence de M. Farjasse, préfet de l'Aube.

Lecture d'une lettre confidentielle de M. le Ministre de l'agriculture et du commerce à l'occasion de l'approche du choléra. — Nomination d'une Commission pour prendre à l'avance les mesures nécessaires si le choléra venait à éclater (MM. Patin, Truelle, Lebasteur, Desguerrois, Viardin).

Séance du 3 Novembre. — Présidence de M. Lebasteur.

Lettre de M. Gréau sur le puisard de M. Dupont. — Le Conseil s'en réfère à ses décisions précédentes en pareille matière. — Rapport de M. Desguerrois sur les mesures à prendre dans le cas d'une invasion du choléra. — Adopté.

Pendant l'année 1848, trois séances ; — deux rapports ; — nomination d'une Commission.

Année 1849.

Séance du 6 Avril. — Présidence de M. le Dr Patin.

M. de Vaux du Cher, préfet de l'Aube, assiste à la séance. — MM. Patin, Viardin et Desguerrois, rendent compte des trois cas de choléra qu'ils ont observé dans la journée d'hier. — Commission nommée sur la proposition de M. le Préfet, pour rédiger une série de conseils propres à rassurer la population et à éviter l'aggravation du fléau (MM. Patin, Desguerrois, Viardin). — Série de propositions contenant les mesures de salubrité indispensables à prendre, — 11 articles.

SÉANCE DU 7 AVRIL. — Présidence de M. le Dr Patin.

Projet de lettre à M. le Préfet, pour lui annoncer l'apparition du choléra à Troyes. — Cette lettre comprend une série de réflexions et de conseils propres à éclairer et tranquilliser la population.

SÉANCE DU 9 AVRIL. — Présidence de M. le Dr Patin.

M. de Vaux du Cher, préfet de l'Aube, assiste à la séance. — Il annonce qu'il va faire publier dans les journaux de la localité les avis et conseils dont il a été question dans la dernière séance. — Il se propose de visiter, en compagnie de MM. Patin et Lebasteur, les lieux et habitations insalubres.

SÉANCE DU 8 MAI. — Présidence de M. de Vaux du Cher, préfet de l'Aube.

Nouvelle organisation des Conseils d'hygiène. — Séance d'installation. — Nomination de M. le Dr Saussier comme membre du Conseil. — M. le Préfet donne lecture des pièces relatives à la nouvelle organisation des Conseils d'hygiène en date du 18 décembre 1848. — Nomination des membres du Conseil central faisant fonctions du Conseil d'hygiène de l'arrondissement de Troyes : — MM. Patin, Desguerrois, Teissier, Saussier, docteurs en médecine; Viardin, officier de santé; — Delaporte, chimiste; — Bardin, Oudart (Henri), pharmaciens; — Durand, vétérinaire; — Ferrand-Lamotte, maire de Troyes; — Lebasteur, ingénieur en chef; — Gréau-Berthier, négociant, membre du Conseil général. — Le Conseil est déclaré installé. — M. Patin est nommé vice-président (le Préfet étant Président de droit). — M. le Dr Desguerrois est nommé Secrétaire. — Nomination d'une Commission pour rédiger un projet de règlement pour les séances (MM. Patin, Desguerrois et Ferrand-Lamotte). — M. le Préfet, considérant les progrès du choléra à Troyes, invite le Conseil à se constituer en permanence et à se réunir le plus souvent possible. — Plusieurs propositions sont faites. — Le Conseil décide que M. le Maire convoquera tous les médecins de la ville pour s'entendre avec eux sur les moyens les plus propres à donner tous les soins nécessaires aux indigents.

SÉANCE DU 11 MAI. — Présidence de M. le Dr Patin.

M. Patin donne quelques explications sur la marche du choléra. — Nouvelle lecture du rapport concernant les mesures à prendre pour la ville de Troyes. — M. Patin demande que M. le Maire de Troyes soit prié de mettre à l'étude, dans le plus bref délai, la suppression plusieurs fois demandée déjà des traversins. — Adopté à l'unanimité. — Autre proposition pour la suppression de l'abattoir dans le local qu'il occupe actuellement, et son éloignement en dehors des murs. — M. Viardin propose d'ouvrir une souscription pour fournir des aliments plus substantiels aux pauvres; le Conseil se mettrait en tête de la liste. Adoption de cette proposition avec empressement.

Séance du 15 Mai. — Présidence de M. de Vaux du Cher, préfet de l'Aube.

Adoption par le Conseil d'une proposition de M. Patin qui demande la désinfection des latrines du collége. — Réclamations contre le dépôt de certaines vidanges qui existent au faubourg Saint-Martin. — Demande qu'une désinfection précède l'enlèvement des matières fécales. — Demande par M. Desguerrois de la désinfection des latrines de plusieurs établissements publics. — Réclamation de M. le Sous-Intendant militaire contre le mauvais état du ruisseau qui longe la recette générale. — M. le Maire annonce qu'une Commission municipale s'occupe de la question.

Séance du 27 Mai. — Présidence de M. de Vaux du Cher, préfet de l'Aube.

Lettre qui annonce que le Bureau de bienfaisance ajourne indéfiniment la présentation de la liste de souscription en faveur des indigents. — Création d'une Commission sanitaire pour chaque division territoriale comprenant une compagnie de la garde nationale.

Séance du 31 Mai. — Présidence de M. le Dr Patin.

Rédaction d'un programme pour les Commissions sanitaires. — Rapport de M. Desguerrois sur Méry-sur-Seine.

Séance du 8 Juin. — Présidence de M. Duclozet, conseiller de préfecture.

Annonce d'un secours de 3,000 fr. donnés par le Gouvernement pour la ville de Troyes. — Commission nommée pour examiner les réclamations contre les fabriques de cuirs verts des tanneries (MM. Patin, Bardin et Lebasteur). — Autre Commission nommée pour examiner des abattoirs au faubourg Sainte-Savine (MM. Oudart, Gréau et Saussier). — M. Patin propose qu'il soit pris des mesures pour diminuer le danger du travail à certaines heures de la journée pour les ouvriers en chantier ; cette proposition n'a pas de suite. — M. Patin est chargé de rédiger une note pour prémunir la population contre les dangers des bains froids. — Abus et dangers de l'eau gazeuse artificielle signalés par M. Bardin. — Sur la proposition de M. Saussier, M. le Maire est prié de mettre à la disposition du Conseil la statistique de tous les décès causés par le choléra dans les différents quartiers de la ville.

Séance du 12 Juin. — Présidence de M. Duclozet, conseiller de préfecture.

Rapport de M. Patin sur les établissements de cuirs verts. — Conclusions tendant à la suppression, adoptées. — Note de M. Bardin sur l'usage des eaux gazeuses factices. — Rapport de M. Oudart sur les boucheries de Sainte-Savine. — Les conclusions qui demandent la suppression sont adoptées. — Rapport de M. le Dr Saussier sur l'état sanitaire de Nogent-sur-Seine. — Le rapport conclut à la demande, à M. le Ministre, de médecins auxiliaires. — Adopté.

Séance du 22 Juin. — Présidence de M. le Dr Patin.

M. Patin signale des accidents gangréneux dans le quartier de l'abattoir, qu'il attribue à l'insalubrité de ce quartier. — Nomination d'une Commission pour examiner cette question (MM. Truelle, Patin, Bardin, Ferrand-Lamotte et Reverchon, ingénieur des mines). — Dénonciation de faits d'exercice illégal de la médecine commis par un polonais. — Sur la demande de M. Lebasteur, M. Patin est chargé d'examiner quelle est la dimension à donner aux salles d'études dans les écoles communales. — M. Ferrand-Lamotte pense qu'il serait bon de mettre en garde la population contre l'usage des fruits verts et des pommes de terre nouvelles.

Séance du 29 Juin. — Présidence de M. le Dr Patin.

Rapport de M. Truelle sur l'abattoir. — Conclusions adoptées. — La Commission des abattoirs de Sainte-Savine est priée de faire un nouveau rapport. — Sur la réclamation des brasseurs de la ville, le Conseil décide qu'une note sera insérée dans les journaux de la localité pour attester que la bière ne constitue pas une boisson dangereuse. — Signalement d'une boucherie insalubre, rue des Cinq-Cheminées; renvoyé à la Commission des abattoirs. — Craintes exprimées sur l'extension possible de l'épidémie du choléra.

Séance du 10 Juillet. — Présidence de M. le Dr Patin.

Nouvelles réclamations contre la boucherie de la rue des Cinq-Cheminées, renvoyées à la Commission. — Rapport de la Commission des boucheries de Sainte-Savine et de Saint-Martin. — Conclusions adoptées.

Séance du 1er Aout. — Présidence de M. le Dr Patin.

Plainte des habitants de la rue Neuve-des-Bains contre la saillie, sur la voie publique, d'arbres de la propriété de M. Cardot. — Renvoyée à M. le Maire.

Pendant l'année 1849, le Conseil a tenu 13 séances, — il a entendu la lecture de nombreux rapports ; — il a nommé de nombreuses Commissions. — C'est au commencement de cette année que la nouvelle organisation des Conseils d'hygiène a été inaugurée. — Invasion du choléra à Troyes et dans le département de l'Aube.

Année 1850.

Séance du 28 Février. — Présidence de M. le Dr Patin.

Nomination de M. Michel, pharmacien, comme membre du Conseil, en remplacement de M. Delaporte, démissionnaire. — Demande des bouchers de Sainte-Savine renvoyée à la Commission compétente à laquelle sont adjoints MM. Truelle et Durand.

Séance du 20 Mars. — Présidence de M. le Dr Patin.

Rapport de la Commission des abattoirs. — Adopté. — Demande de vaccin. — Réclamations contre l'insuffisance des salles-d'école du Cloître-Saint-Etienne ; renvoyées à M. Patin. — M. Patin demande que le Conseil s'occupe de topographie médicale.

Séance du 9 Juillet. — Présidence de M. Petit de Bantel, Préfet de l'Aube.

Nomination d'une Commission pour examiner une demande d'établissement de fabrique d'allumettes chimiques au faubourg Sainte-Savine (MM. Bardin, Patin et Truelle). — Demande par M. le Ministre : 1° d'un rapport sur le choléra ; — 2° d'un autre rapport sur les travaux des Conseils d'arrondissement. — Le Conseil charge le secrétaire de faire ce rapport. — Annonce de l'épidémie de Chervey (fièvre typhoïde). — M. le Préfet dit qu'il prendra les mesures nécessaires.

SÉANCE DU 15 JUILLET. — Présidence de M. le Dr Patin.

Rapport de la Commission chargée d'examiner la demande de M. Olivier, pour une fabrique d'allumettes chimiques au faubourg Sainte-Savine. — Autorisation accordée sous conditions. — M. Oudart signale des goîtres dans la rue du Sauvage. Il voudrait qu'on procédât à l'analyse de l'eau. — Nomination d'une Commission pour faire un rapport sur un projet de budget du Conseil, particulièrement pour les frais d'analyse, de topographie et de vaccinations (MM. Patin, Viardin, Oudart, Teissier, Bardin et Gréau).

SÉANCE DU 25 JUILLET. — Présidence de M. Petit de Bantel, préfet de l'Aube.

Renseignements demandés par M. le Ministre sur l'hydrophobie. — Rapport de M. Lebasteur sur les traversins. — Il propose d'en combler la plus grande partie. — Adopté comme mesure très-nécessaire.

Pendant l'année 1850, le Conseil a tenu cinq séances; — il a entendu la lecture de deux rapports, et nommé deux Commissions. — Nomination de M. Michel comme membre, par suite de la démission de M. Delaporte.

Année 1851.

SÉANCE DU 13 NOVEMBRE. — Présidence de M. le Dr Patin.

Nomination de M. le Dr Crépinel comme membre du Conseil, en remplacement de M. le Dr Teissier, décédé.— Commission chargée d'examiner une demande de M. Oudot, pour construire un four à plâtre à Saint-Julien (MM. Oudart, Lebasteur et Truelle). — La même Commission s'occupera de la demande de M. Chapuy, pour établir un four à plâtre au faubourg de Preize. — M. Michel est chargé d'un rapport sur la demande de M. Olivier qui désire établir une fabrique d'allumettes au faubourg Saint-Jacques. — Commission pour examiner une demande de M. Tapprest, à l'effet d'obtenir l'autorisation d'établir une fonderie de suif rue de la Grande-Tannerie (MM. Patin, Crépinel et Truelle). — Commission pour examiner un projet de translation de l'abattoir (MM. Patin, Viardin, Truelle, Michel et Durand). — Communication de l'arrêté de M. le Ministre de l'Agriculture, qui prescrit que les médecins des épidémies soient appelés au Conseil et y aient voix consultative. — Réponse : Il n'y a pas de médecin des épidémies depuis la fondation du Conseil, les médecins qui font partie du Conseil ayant toujours été chargés de ce service. — Rappel de la nécessité du renouvellement des membres du Conseil tous les deux ans. — Tirage au sort des noms des membres à remplacer ou à réélire. — MM. Desguerrois, Durand, Saussier, Michel, Patin, sont à remplacer ou à réélire. Il faut y ajouter M. Bardin, décédé.

Pendant l'année 1851, le Conseil a tenu deux séances; — il a entendu la lecture de trois rapports et nommé trois Commissions. — Renouvellement partiel du Conseil.

Année 1852.

SÉANCE DU 8 DÉCEMBRE. — Présidence de M. Gérard-Fleury, secrétaire général de la préfecture.

MM. Patin, Desguerrois, Saussier, Michel et Durand sont nommés de nouveau membres du Conseil. —

M. Namur, pharmacien, également nommé, n'a pas accepté. — MM. Patin et Desguerrois sont réélus vice-président et secrétaire. — Rapport de M. Michel sur un établissement d'allumettes chimiques. — Conclusions favorables mais avec conditions. — Rapport de M. Oudart, sur le four à plâtre de MM. Oudot et Chapuy. — Conclusions favorables.

Pendant l'année 1852, une seule séance, un rapport, — pas de Commissions. — Installation de membres réélus et du bureau.

Année 1853.

SÉANCE DU 20 AVRIL. — Présidence de M. le Dr Patin.

Rapport de la Commission nommée pour la construction d'un nouvel abattoir. — Conclusions favorables au projet, adoptées.

SÉANCE DU 17 MAI. — Présidence de M. Gréau.

Commission nommée pour examiner une demande de M. Dupont-Poulet, relative à l'établissement d'une pompe à feu, rue Torchepot (MM. Uhrich, ingénieur, Oudart, Desguerrois, Gréau et Reverchon). — Réclamations contre un établissement insalubre (dépôt d'os) rue des Cornes. — Renvoyé à M. le Préfet.

SÉANCE DU 3 JUIN. — Présidence de M. le Dr Patin.

Rapport de la Commission nommée pour examiner la demande de M. Dupont-Poulet (établissement d'une pompe à feu). — Autorisation accordée avec conditions.

Séance du 26 Aout. — Présidence de M. Gréau.

Commission nommée pour examiner une demande de M. Gombaut, à l'effet d'établir une amidonnerie rue Largentier (MM. Oudart, Crépinel et Gréau). — Réclamation contre l'insalubrité d'un égout, place de la Préfecture. — Renvoyé à M. le Préfet.

Séance du 13 septembre. — Présidence de M. Gréau.

Explications de M. l'ingénieur sur l'état de l'égout signalé dans la dernière séance. — Promesse de remédier à l'insalubrité. — Commission nommée pour examiner la demande de M. Bazin-Berthier, qui veut établir une tannerie et une mégisserie rue de Jargondis (MM. Desguerrois, Uhrich et Ferrand-Lamotte).

Séance du 30 Septembre. — Présidence de M. Gréau.

Nomination de M. Marchandé, pharmacien, comme membre du Conseil. — Rapport de la Commission chargée d'examiner la demande de M. Gombaut (établissement d'une amidonnerie). — Autorisation sous conditions. — Rapport de la Commission chargée d'examiner la demande de M. Bazin-Berthier, formulée dans la dernière séance. — Autorisation refusée. — Proposition de M. Oudart concernant l'inexactitude de quelques-uns des membres du Conseil, et demandant une addition au règlement; adopté à l'unanimité. — Rapport de M. Oudart sur les dangers de la mauvaise construction des caveaux dans les cimetières ; renvoyé à M. le Préfet.

Séance du 15 Novembre. — Présidence de M. Bélurgey de Grandville, préfet de l'Aube.

Nomination comme membre du Conseil de M. le Dr P. Carteron, en remplacement de M. le Dr Saussier. — Renouvellement partiel des membres du Conseil. — Sont réélus, MM. Ferrand-Lamotte, Crépinel, Viardin, Oudart, Gréau, Uhrich, ingénieur. — Prestation de serment de M. P. Carteron et des membres nommés de nouveau. — MM. Patin et Desguerrois sont réélus vice-président et secrétaire. — Communication d'une lettre confidentielle de M. le Ministre de l'Agriculture et du Commerce au sujet de la menace d'une visite du choléra; — invitation de mesures préventives à prendre. — Le Conseil reconnaît que le service médical est suffisant. L'administration de l'hôpital se précautionne d'ailleurs à l'avance.

Pendant l'année 1853, le Conseil a tenu sept séances; — il a entendu la lecture de quatre rapports et nommé trois Commissions. — Entrée de M. le Dr Paul Carteron comme membre, en remplacement de M. Saussier. — Renouvellement partiel du Conseil.

Année 1854.

Séance du 26 Janvier. — Présidence de M. Gérard-Fleury, secrétaire général de la Préfecture.

Prestation de serment de MM. Gréau et Uhrich. — Lettre du Conseil à M. le Préfet, relativement aux logements en garni; exposé des conditions d'habitation exigibles.

Séance du 5 Mai. — Présidence de M. Gréau.

Commission nommée pour examiner la question du déplacement d'un cimetière à Auxon (MM. Desguerrois, P. Carteron, Oudart). — Autre Commission (plaintes relatives à l'insalubrité des ruisseaux des Tauxelles); Commissaires : MM. Uhrich, P. Carteron, Péréme, architecte, Crépinel et Michel. — Troisième Commission (MM. Oudart, Crépinel et Michel), pour examiner une demande d'autorisation de M. Thibaut, à Romilly-sur-Seine, de fabriquer un vin factice. — Vote de l'achat d'un petit appareil à distillation et d'une boîte à réactifs.

Séance du 26 Mai. — Présidence de M. Gréau.

Rapport de M. le Dr P. Carteron, au nom de la Commission du cimetière d'Auxon. — Acceptation du nouveau terrain proposé, à la condition que les terrains du cimetière actuel ne puissent être aliénés avant dix ans. — Rapport de M. Oudart sur la demande de fabrication d'un vin factice. — Refus d'autorisation.

Séance du 8 Juin. — Présidence de M. Gréau.

Commission chargée d'examiner quelques fabriques dont les ateliers sont insalubres ou dangereux (MM. Viardin, Marchandé, Gréau).

Séance du 3 Novembre. — Présidence de M. Oudart.

Commission nommée (MM. Oudart, P. Carteron et Michel) pour examiner la demande de fabrication d'un vin factice par M. Martin.

Séance du 15 Novembre. — Présidence de M. Oudart.

Nomination d'une Commission (MM. Uhrich, Viardin et Michel) pour examiner une demande de M. Rozon, relative à l'établissement d'une fonderie de suif et d'une fabrique de chandelles, rue de la Tannerie. — Rapport de M. Oudart sur la demande de M. Martin (vin factice); — refus d'autorisation. — Renseignements donnés par M. Uhrich, sur la valeur des plaintes formulées contre l'établissement de M. Dupont-Poulet.

Pendant l'année 1854, le Conseil a tenu six séances; il a entendu la lecture de trois rapports et nommé cinq Commissions.

Année 1855.

Séance du 27 Février. — Présidence de M. Bélurgey de Grandville, préfet de l'Aube.

Nomination de M. Parigot, maire de Troyes, comme membre du Conseil, en remplacement de M. Gréau, décédé. — Prestation de serment de M. Parigot. — Commission nommée pour examiner un emplacement pour le nouveau Lycée (MM. Uhrich, P. Carteron, Viardin). — Autre Commission (MM. Oudart, Michel et Desguerrois) chargée d'examiner une demande de M. Malvernat, tendant à obtenir l'autorisation d'enlever les vidanges le jour, par un procédé inodore. — Refus d'autorisation de la fabrication d'un vin factice à M. Lucron, de Courteron. — Démission de M. le Dr Desguerrois des fonctions de secrétaire, remplies par lui pendant vingt-deux ans; la santé de M. Desguerrois ne lui permet plus de les continuer. — Remerciements à M. Desguerrois. — M. le Dr Crépinel est nommé secrétaire.

Séance du 18 Avril. — Présidence de M. Bélurgey de Grandville, préfet de l'Aube.

Nomination de M. Douine, filateur, en remplacement de M. le Dr Patin, démissionnaire pour motif de santé. — Prestation de serment de M. Douine. — Nomination d'un vice-président dans la personne de M. Ferrand-Lamotte. — Le Conseil se transporte sur le terrain pour examiner l'emplacement proposé pour le nouveau Lycée. — M. le Recteur est invité à donner son avis. — La Commission du Lycée fera un rapport.

Séance du 2 Mai. — Présidence de M. Bélurgey de Grandville, préfet de l'Aube.

Rapport de la Commission du Lycée. — Rejet de l'emplacement proposé place des Jacobins. — Proposition d'un emplacement sur la commune de Saint-Martin; — adopté. — Rapport de M. Uhrich sur la demande de M. Rozon (fonderie de suif); — adopté.

Séance du 7 Septembre. — Présidence de M. Ferrand-Lamotte.

Le Conseil rejette la proposition d'un membre, relative à l'institution de Commissions permanentes. — Avis favorable donné à une demande de M. le Maire de Troyes pour le curage des ruisseaux des Tauxelles. — Réclamations contre l'amidonnerie de la rue Largentier; — renvoyé à la Commission dans laquelle M. Douine a remplacé M. Gréau, décédé. — Demande d'autorisation pour une fabrique de chandelles de M. Besson; rapport de M. Uhrich; — autorisation refusée. — Autorisation accordée à M. Drouot-Plassat pour l'établissement d'une fonderie de suif, sur un rapport de M. Uhrich.

Séance du 28 Septembre. — Présidence de M. Ferrand-Lamotte.

Plainte des habitants des Trévois contre la cheminée de la cartonnerie de Pétal. — Commission nommée (MM. Oudart, Michel et Desguerrois).

Séance du 13 Octobre.— Présidence de M. Ferrand-Lamotte.

Rapport de la Commission sur l'affaire de la cartonnerie de Pétal. Ce rapport conclut que les plaintes ne sont pas fondées. — Lettre concernant cette question, renvoyée à la Commission.

Pendant l'année 1855, le Conseil a tenu six séances; — quatre rapports; — deux Commissions. — Nomination comme membres de MM. Parigot et Douine. — Nomination de M. Ferrand-Lamotte comme vice-président.

Année 1856.

Séance du 8 Février. — Présidence de M. Ferrand-Lamotte.

M. Bélurgey de Grandville, préfet de l'Aube, assiste à la séance.

Renouvellement partiel du Conseil. — Sont nommés de nouveau : MM. Parigot, Desguerrois, P. Carteron, Michel, Marchandé et Durand. — Lecture par M. Oudart du rapport de la Commission chargée d'examiner les plaintes contre l'amidonnerie de la rue Largentier; — conclusions adoptées. — Nomination d'une Commission composée de MM. Oudart, Michel et P. Carteron, pour examiner les demandes de MM. Albert et Devaux, Quignard et Gautherot, à l'effet d'obtenir l'autorisation de fabriquer des eaux minérales artificielles.

Séance du 17 Avril. — Présidence de M. Ferrand-Lamotte.

Question de la muselière des chiens; Commissaires : MM. P. Carteron, Durand et Viardin. — Rapport de M. Michel sur la cheminée de Pétal; conclusions adoptées. — Rapport de M. Oudart sur la demande de fabrication d'eaux minérales artificielles; avis favorable. — M. Coulon-Quignard, n'étant pas suffisamment instruit, n'est autorisé qu'à la condition de n'opérer que sous la garantie d'un pharmacien. — Vœu de la nomination d'un inspecteur pour les établissements en question; — adopté.

Séance du 5 Septembre. — Présidence de M. Ferrand-Lamotte.

Rapport de M. Durand sur la muselière des chiens. Le rapport conclut au rejet de la muselière. — Commission nommée pour examiner les dangers du seigle ergoté (MM. P. Carteron, Michel et Desguerrois). — — Autre Commission (MM. Oudart, Viardin et Crépinel), pour rendre compte au Conseil d'un ouvrage adressé par le Dr Monteils. — Proposition d'améliorer les fosses d'aisances de la préfecture ; — adopté.

Séance du 10 Octobre. — Présidence de M. Ferrand-Lamotte.

Rapport de M. P. Carteron, sur le seigle ergoté; le rapport conclut que le seigle ergoté est sans danger dans notre localité. — Arrêté de M. le Préfet qui autorise la fabrication des eaux gazeuses artificielles. — Commission pour la vérification des causes de décès (MM. Viardin, Parigot et P. Carteron). — Autre Commission pour la question de l'inspection de la viande (MM. Durand, Desguerrois et Ferrand-Lamotte.

Séance du 5 Décembre. — Présidence de M. Ferrand-Lamotte.

Autorisation accordée par M. le Préfet à M. Gautherot, de fabriquer des eaux minérales artificielles sous la direction de M. Spilment, pharmacien. — Demande de MM. Garnier frères, pour être autorisés à vendre dans l'Aube des viandes conservées par un procédé breveté ; — la question est écartée. — Rapport de M. Viardin sur la vérification des causes de décès ; conclusions : ne rien innover. — Rapport de M. Durand sur l'utilité d'une inspection de la viande ; — adopté.

Séance du 12 Décembre. — Présidence de M. Ferrand-Lamotte.

Question du Lycée ; lettres de M. le Préfet et de M. le Maire. — Choix définitif par le Conseil de l'emplacement de l'Embarcadère. — Demande de M. Collin pour fabriquer des limonades gazeuses ; — accordée sous la condition de la surveillance d'une personne compétente. — Nouvelle réclamation pour la nomination d'un inspecteur des fabriques d'eaux gazeuses.

Pendant l'année 1856, le Conseil a tenu six séances ; — cinq rapports ; — cinq Commissions. — Renouvellement partiel du Conseil ; pas de changement.

Année 1857.

Séance du 27 Mars. — Présidence de M. Ferrand-Lamotte.

Lettre de M. le Préfet, relative à la statistique médicale de l'arrondissement de Troyes ; — renvoi à une autre séance. — Proposition de changer l'heure des réunions (3 heures au lieu de 2 heures du soir) ; — à soumettre à M. le Préfet.

SÉANCE DU 3 AVRIL. — Présidence de M. Ferrand-Lamotte.

Réponse à la lettre de M. le Préfet sur la statistique médicale. — Réclamations et objections contre la médecine cantonnale.

Pendant l'année 1857, — deux séances; — pas de rapports ni de Commissions.

Année 1858.

SÉANCE DU 5 MARS. — Présidence de M. de Besson, conseiller de préfecture.

Renouvellement partiel du Conseil. — MM. Ferrand-Lamotte, Crépinel, Oudart, Douine et Uhrich, demeurent membres. — Nomination de M. le Dr Desguerrois comme vice-président, et de M. le Dr Crépinel comme secrétaire.

SÉANCE DU 30 MARS. — Présidence de M. le Dr Desguerrois.

Nomination d'une Commission (MM. P. Carteron, Oudart et Ferrand-Lamotte) pour examiner des plaintes contre la distillerie de M. Tassard, au faubourg Saint-Jacques. — Rapport de M. Oudart sur le compte-rendu des travaux du Conseil d'hygiène de l'Hérault. — Hommage, par M. Oudart, d'un mémoire qu'il a publié sur les engrais. — Remerciements à l'auteur.

SÉANCE du 12 AVRIL. — Présidence de M. le Dr Desguerrois.

M. Besson, fondeur de suif, n'est autorisé à fondre qu'aux acides. — L'autorisation demandée par M. Meunier, pour établir une tannerie sur le mail de Chaillouet, n'est pas accordée.

SÉANCE DU 30 JUIN. — Présidence de M. le Dr Desguerrois.

Lecture d'une lettre de M. le Préfet, qui désigne M. le Dr Desguerrois pour assister à des expériences chez M. Gillet, mécanicien, sur un appareil fumivore. — M. Desguerrois s'adjoint MM. Ferrand-Lamotte et Douine. — Il est question de nouveau des plaintes contre la distillerie Tassard. — Interdiction de la distillation. — Nouvelle décision confirmant la première à propos de la tannerie de M. Meunier.

SÉANCE DU 26 JUILLET. — Présidence de M. le Dr Desguerrois.

M. Lorain demande à établir une triperie rue Saint-Lambert (Commissaires : MM. Oudart, Viardin, Garrel, architecte). — Plainte contre la saveur désagréable des eaux gazeuses artificielles, attribuée par le Conseil à la mauvaise qualité de l'eau ; — renvoi à M. le Préfet. — Avis donné à M. le Préfet que la garantie de M. Spilment, pharmacien, manque maintenant à M. Coulon-Quignard, fabricant d'eaux gazeuses artificielles.

SÉANCE DU 2 AOUT. — Présidence de M. le Dr Desguerrois.

Refus d'autorisation de la triperie Lorain, sur rapport de M. Oudart. — Proposition d'affecter aux tripiers, boyaudiers, etc., une portion des bâtiments de l'abattoir qui sont inoccupés ; — adopté. — Plainte contre les eaux de teinture jetées par M. Delaage dans la Seine ; Commissaires : MM. Parigot, Uhrich et Ferrand-Lamotte.

SÉANCE DU 6 SEPTEMBRE. — Présidence de M. le Dr Desguerrois.

Autorisation, sous conditions, accordée à M. Morin-Millot d'établir une fonderie de suif à Pont-Sainte-Marie.

Séance du 13 Septembre. — Présidence de M. le Dr Desguerrois.

Plaintes contre les eaux de teinture que M. Dupont-Poulet jette dans la Vienne; Commissaires : MM. Uhrich, Oudart et P. Carteron.

Pendant l'année 1858, le Conseil a tenu huit séances; — lecture de deux rapports; — nomination de quatre Commissions. — Renouvellement partiel du Conseil; pas de changement. — Nomination de M. Desguerrois comme vice-président, et de M. Crépinel comme secrétaire.

Année 1859.

Séance du 28 Janvier. — Présidence de M. le Dr Desguerrois.

Nomination d'une Commission pour examiner un procédé de désinfection des fosses d'aisances par M. Grandin (MM. Oudart, Michel et Viardin). — Rapport de M. Oudart sur les comptes-rendus des Conseils d'hygiène du Bas-Rhin, de la Meurthe, de la Seine-Inférieure et du Nord. — Remerciements à M. Oudart. — Un membre appelle l'attention du Conseil sur la nécessité qu'il y aurait à faire imprimer un compte-rendu des travaux du Conseil d'hygiène depuis sa réorganisation. Le Conseil décide qu'il y a utilité et opportunité à faire cette publication, mais qu'au préalable, une lettre sera adressée à M. le Préfet, pour le prier de vouloir bien demander aux Conseils des autres arrondissements un résumé de leurs travaux pour les coordonner avec ceux du Conseil de Troyes, et apprécier, d'après tous ces matériaux, quelle serait la dépense à faire pour cette impression.

SÉANCE DU 7 FÉVRIER. — Présidence de M. le Dr Desguerrois.

Rapport de M. Michel, au nom de la Commission chargée d'examiner la demande de désinfection des fosses d'aisances par M. Grandin; — avis favorable. — Rapport de M. Uhrich relatif à la plainte contre les eaux de teinture de M. Dupont-Poulet. — Concession à M. Dupont-Poulet de verser les eaux de teinture de son usine dans la Vienne, sous conditions. — Lecture d'un travail de M. Oudart sur le lait.

SÉANCE DU 25 FÉVRIER. — Présidence de M. le Dr Desguerrois.

M. Oudart est désigné pour faire un rapport sur un mémoire de M. Bourgouin, pharmacien à Troyes (gaz d'éclairage).

SÉANCE DU 1er JUILLET. — Présidence de M. le Dr Desguerrois.

Commission nommée pour examiner une plainte de MM. Vautrin, Noël et Moreau-Philippon, relative à un gazomètre établi près de leurs propriétés (MM. Uhrich, Garrel et Parigot). — Lecture du rapport de M. Oudart sur le mémoire de M. Bourgouin; — addition de quelques observations. — Remerciements à M. Bourgoin.

SÉANCE DU 20 JUILLET. — Présidence de M. le Dr Desguerrois.

Lecture du rapport de M. Parigot sur les plaintes contre le gazomètre; le gazomètre devra être changé de place et modifié.

SÉANCE DU 22 AOUT. — Présidence de M. le Dr Desguerrois.

Plainte contre l'usine de M. Messager, au faubourg Saint-Jacques; Commissaires : MM. Oudart, Michel et P. Carteron. — Refus d'autorisation d'une demande de M. Beugnon, de Villeneuve-au-Chemin, de fabriquer une pâte pour détruire les rats et les souris.

SÉANCE DU 12 SEPTEMBRE. — Présidence de M. le Dr Desguerrois.

La Commission chargée de l'inspection des pharmacies devra s'occuper d'une circulaire ministérielle relative aux ustensiles et vases de cuivre dont se servent les marchands de vin, traiteurs, etc. — Rapport de M. Oudart sur l'affaire de l'usine Messager. — Vu la gravité de la plainte, deux nouveaux membres (MM. Reverchon et Ferrand-Lamotte) sont adjoints à la Commission. — Lecture d'un travail de M. Oudart sur de l'opium recueilli à Clairvaux.

SÉANCE DU 3 OCTOBRE. — Présidence de M. le Dr Desguerrois.

Commission nommée pour examiner une demande de M. Béon, tendant à établir une corroierie place Saint-Remi (MM. Marchandé et Viardin).

SÉANCE DU 11 NOVEMBRE. — Présidence de M. le Dr Desguerrois.

Lettre de rappel de M. Béon, relative à sa demande d'établissement d'une corroierie. — Renvoi d'une demande de M. Valton-Pelletret pour établir une corroierie rue Urbain IV, à la Commission chargée de l'affaire Béon. — Demande de M. Daubonne pour établir une buanderie mail des Tauxelles (Commissaires : MM. Uhrich, Oudart et Parigot). — Rapport de M. Oudart sur l'affaire de l'usine Messager.

SÉANCE DU 9 DÉCEMBRE. — Présidence de M. le Dr Desguerrois.

Rapport de M. Marchandé sur les demandes d'établissement de corroieries dont il a été question dans la dernière séance; — autorisation accordée. — Rapport de M. Parigot sur la demande Daubonne (buanderie); — ajournement.

Séance du 20 Décembre. — Présidence de M. le Dr Desguerrois.

Commission (MM. Oudart et Michel) pour examiner une demande de modifications à apporter dans l'usine Dupont-Poulet.

Pendant l'année 1859, onze séances; — six rapports; — cinq Commissions.

Année 1860.

Séance du 13 Janvier. — Présidence de M. le Dr Desguerrois.

Autorisation donnée à M. Moriot d'établir un dépôt de matières fécales sur le territoire de Pont-Sainte-Marie. — Renvoi de la réclamation relative à la buanderie Daubonne, à l'ancienne Commission. — Rapport de M. Michel sur l'emploi des vases de zinc et de cuivre. — Le rapport conclut à l'application de la loi.

Séance du 17 Avril. — Présidence de M. de Besson, conseiller de préfecture.

Renouvellement partiel du Conseil. — Nomination de MM. Bourgouin, pharmacien, — et Paynot, vétérinaire, par suite de la retraite de M. Durand. — Demande de M. Robin fils, pour établir une fonderie de fer et de cuivre; Commissaires : MM. Reverchon, Viardin et Bourgouin.

Séance du 21 Mai. — Présidence de M. le Dr Desguerrois.

Réélection du vice-président et du secrétaire. — MM. Desguerrois et Crépinel sont réélus. — Rapport de

M. Bourgouin, sur la demande Robin (fonderie de fer); — autorisation accordée. — Examen d'un appareil fumivore de MM. Counhaye et Vaurillon (Commissaires : MM. Douine, Oudart et Reverchon). — Autre Commission nommée pour examiner une poudre au sulfure de calcium, pour la préparation instantanée d'une eau sulfureuse artificielle (MM. Michel, P. Carteron et Bourgouin). — Rapport verbal de M. Oudart, sur l'ensemble des travaux du Conseil central d'hygiène de Seine-et-Oise, de 1849 à 1856.

SÉANCE DU 2 JUILLET. — Présidence de M. le Dr Desguerrois.

M. Argence, maire de Troyes, assiste à la séance. — Rappel des affaires Daubonne, Dupont-Poulet, Béon et Valton-Pelletret ; — rapports ajournés ; — cependant l'autorisation est retirée à MM. Béon et Valton. — Lecture d'une circulaire ministérielle relative aux fabriques d'allumettes chimiques.

SÉANCE DU 12 NOVEMBRE. — Présidence de M. le Dr Desguerrois.

Lettre de M. le Préfet sur des procédés de coloration des vins nouveaux; — renvoyé à M. le Préfet, pour cause d'incompétence. — Etablissement de la tannerie Baillot, mail de Chaillouet; Commissaires : MM. Uhrich, Douine et P. Carteron. — Autorisation accordée à M. Psalmon, d'établir un atelier d'équarrissage à Saint-Benoît sur-Vannes.

Pendant l'année 1860, — six séances; — trois rapports; — quatre Commissions. — Renouvellement partiel du Conseil. — Entrée de deux nouveaux membres : MM. Bourgouin et Paynot, par suite de la retraite de M. Durand, membre depuis la fondation.

Année 1861.

SÉANCE DU 19 AVRIL. — Présidence de M. le Dr Desguerrois.

Plainte contre un gazomètre de l'usine à gaz ; — Commissaires : MM. Uhrich, Bourgouin, Argence. — Prise en considération d'une proposition de M. Oudart, ayant pour objet de faire imprimer le règlement du Conseil.

SÉANCE DU 10 JUILLET. — Présidence de M. le Dr Desguerrois.

Rappel de l'affaire de la buanderie Daubonne. — M. Oudart explique que l'élévation des eaux n'a pas permis à la Commission de faire un rapport. — Adjonction de deux nouveaux membres à la Commission (MM. Douine et Bourgouin). — Commission chargée de s'occuper de la question des poteries vernissées (MM. Oudart, P. Garteron et Bourgouin).

SÉANCE DU 13 AOUT. — Présidence de M. le Dr Desguerrois.

Demande de M. Philippon, tendant à établir une machine à vapeur chez M. Oudot, au faubourg Croncels; Commissaires : MM. Ferrand-Lamotte, Viardin et Bourgouin.

SÉANCE DU 10 SEPTEMBRE. — Présidence de M. le Dr Desguerrois.

Demande d'autorisation d'établir un abattoir public à Aix-en-Othe. — Commissaires : MM. Douine, Michel et Desguerrois. — La Commission de l'usine à gaz est priée de faire son rapport dans le plus bref délai. — Rapport de M. Oudart sur la buanderie Daubonne ; autorisation accordée sous conditions. — Autorisation accordée à M. Philippon, sur rapport de M. Ferrand-Lamotte, d'établir une machine à vapeur à Croncels. — Rapport de M. Bourgouin sur les fabriques de poteries vernissées ; autorisation sous conditions.

SÉANCE DU 29 NOVEMBRE. — Présidence de M. le Dr Desguerrois.

Autorisation accordée à M. Grandin d'établir un dépôt de matières fécales à Sainte-Savine. — Même autorisation à M. Curé, à Saint-Martin. — Rapport de la Commission de l'usine à gaz. — Le gazomètre doit être changé de place et éloigné comme il a déjà été prescrit une première fois. — Abattoir public à Aix-en-Othe ; rapport de M. Michel ; autorisation refusée.

Pendant l'année 1861, cinq séances ; — cinq rapports ; — cinq Commissions.

Année 1862.

SÉANCE DU 1er FÉVRIER. — Présidence de M. de Besson, conseiller de préfecture.

Renouvellement partiel du Conseil. — MM. Ferrand-Lamotte, Oudart, Douine, Crépinel, Uhrich et Viardin, sont maintenus comme membres. — Réclamation de la commune d'Aix-en-Othe contre la décision du Conseil qui n'autorise pas la construction d'un abattoir. — Le Conseil persiste. — Demande Chenevet pour établir une fabrique de cidre gazeux à Sainte-Savine ; Commissaires : MM. P. Carteron, Oudart et Bourgouin. — Réélection du vice-président et du secrétaire ; MM. Desguerrois et Crépinel sont réélus.

SÉANCE DU 17 MARS. — Présidence de M. le Dr Desguerrois.

Plaintes contre l'usine de M. Toussaint Pitel, rue Robert ; Commissaires : MM. Oudart, Paynot et Bourgouin. — Lecture d'un rapport de M. Oudart sur la demande Chenevet (fabrique de cidre gazeux); autorisation accordée sous la condition que la boisson indiquée ne sera pas vendue sous le nom de cidre.

Séance du 8 Avril. — Présidence de M. le Dr Desguerrois.

Lecture du rapport de M. Bourgouin sur les plaintes contre l'usine Toussaint Pitel. — La Commission demande l'adjonction de MM. Quilliard, ingénieur, et Garrel, architecte; adopté. — M. Oudart annonce pour la prochaine séance une communication relative à l'exercice illégal de la médecine et de la pharmacie.

Séance du 5 Aout. — Présidence de M. le Dr Desguerrois.

Demande de M. Flogny-Noël pour obtenir l'autorisation d'une prise d'eau dans la rivière de la Vacherie; Commissaires : MM. Douine, Oudart et Bourgouin. — Rapport verbal de M. Oudart sur les travaux du Conseil d'hygiène de la Côte-d'Or.

Séance du 31 Octobre. — Présidence de M. le Dr Desguerrois.

Rappel de l'affaire de l'usine Toussaint Pitel; exposé des motifs qui ont empêché de faire un rapport. — Rapport de M. Bourgouin sur la demande de prise d'eau; autorisation accordée. — Nécessité d'une démarche, sur les lieux, de la Commission chargée de l'affaire Psalmon (atelier d'équarrissage).

Séance du 15 Décembre. — Présidence de M. de Besson, conseiller de préfecture.

Autorisation d'établir un four à chaux à Saint-Julien, accordée à M. Bricard.

Séance du 29 Décembre. — Présidence de M. le Dr Desguerrois.

Demande de MM. Dager et Raoul pour obtenir l'autorisation d'agrandir une tannerie quai des Tanneries. Commissaires : MM. Oudart, Quilliard et Viardin.

Pendant l'année 1862, sept séances; — deux rapports; — deux Commissions. — Renouvellement partiel du Conseil; — pas de changement.

Année 1863.

Séance du 6 Février. — Présidence de M. le Dr Desguerrois.

Le Conseil met à la charge de la commune de Riceys les mesures à prendre contre les causes d'insalubrité qui peuvent favoriser l'extension d'une épidémie de fièvre typhoïde. — Rapport de M. Viardin sur la demande de MM. Dager et Raoul (agrandissement d'une tannerie); conclusions favorables adoptées.

Séance du 19 Février. — Présidence de M. le Dr Desguerrois.

Reprise de l'affaire Dager et Raoul, qui avait été jugée favorablement dans la dernière séance; le Conseil émet un avis défavorable.

Séance du 11 Décembre. — Présidence de M. le Dr Desguerrois.

Nomination de M. Gey, pharmacien, en remplacement de M. Marchandé. — Demande de M. Lorne, pour maintenir en activité un routoir à Villemoiron; ajournement; nécessité de se transporter sur les lieux.

Pendant l'année 1863, trois séances; — un rapport; — pas de Commissions. — Remplacement de M. Marchandé par M. Gey.

Année 1864.

SÉANCE DU 6 JUILLET. — Présidence de M. le Dr Desguerrois.

Réclamations du Conseil contre les frais à faire de la part de ses membres dans certains déplacements ; demande à M. le Préfet d'une allocation annuelle de 500 francs.

SÉANCE DU 18 JUILLET. — Présidence de M. le Dr Desguerrois.

Renouvellement partiel du Conseil. — Nomination, comme membre, de M. le Dr A. Vauthier, en remplacement de M. Douine, décédé; les autres membres sortants sont réélus. — Prestation de serment. — Lecture d'une circulaire de M. le Ministre de l'agriculture et du commerce relative aux Conseils d'hygiène.

Pendant l'année 1864, deux séances; — pas de rapports ni de Commissions. — Renouvellement partiel du Conseil; — pas de changement. — Remplacement de M. Douine, décédé, par M. A. Vauthier.

Année 1865.

SÉANCE DU 15 JUIN. — Présidence de M. Cacault, conseiller de préfecture.

Démission de M. Desguerrois comme vice-président. — Lettre votée à M. Desguerrois pour exprimer les regrets du Conseil. — Nomination d'un vice-président et d'un secrétaire dans la personne de MM. P. Carteron et Crépinel. — Adoption d'une proposition de M. A. Vauthier relative à l'impression du Règlement, proposition déjà faite dans la séance du 19 avril 1861. — Le Conseil décide que des réunions périodiques auront lieu le premier lundi de chaque trimestre; dans le cas d'empêchement, la réunion sera remise au lundi suivant. — Nomination d'une Commission pour examiner une demande de dépôt de matières fécales à Payns, de MM. Gargan de la Villette (MM. Bourgouin, Michel, A. Vauthier).

SÉANCE DU 3 JUILLET. — Présidence de M. le Dr P. Carteron.

Allocution de M. P. Carteron, vice-président. — Lettre de M. le Préfet de la Moselle à M. le Préfet de l'Aube, relative aux travaux du Conseil d'hygiène. — Lecture du rapport de M. Bourgouin au nom de la Commission chargée d'examiner la demande de MM. Gargan (dépôt de matières à Payns); conclusions favorables adoptées. — Proposition de M. A. Vauthier concernant la suppression des lieux d'aisances sur les traversins, demandée déjà bien des fois par le Conseil; cette proposition est appuyée par M. Viardin. — Il est décidé qu'on en réfèrera à l'autorité.

SÉANCE DU 2 OCTOBRE. — Présidence de M. le Dr P. Carteron.

MM. Michel, Bourgouin, A. Vauthier, sont chargés de rendre compte des travaux envoyés par les Conseils d'hygiène de la Sarthe, de la Meurthe et du Nord. — M. A. Vauthier rappelle sa proposition d'impression du Règlement et en réclame l'exécution; adopté. — Lecture par le même membre de trois propositions : 1° Circulaire à adresser aux Conseils d'arrondissement pour les inviter à fonctionner, et nomination de correspondants cantonnaux; adopté. — 2° Mesures à prendre dans l'hypothèse d'une invasion du choléra (discussion ajournée). —

3° Nécessité d'une intervention du Conseil dans les questions qui intéressent la salubrité générale (ajourné).

Séance du 12 Octobre. — Présidence de M. le Dr P. Carteron.

M. le Dr Bacquias est nommé membre du Conseil en remplacement de M. Desguerrois, décédé. — Distribution des exemplaires du Règlement imprimé. — Commission nommée pour examiner la suppression de douze traversins (MM. Quilliard, Ferrand-Lamptte, Michel, Bourgouin et Viardin). — M. le Dr A. Vauthier rappelle sa proposition de mesures à prendre dans l'hypothèse d'une invasion du choléra ; appuyée par MM. Ferrand-Lamotte et Bacquias. — Réunion spéciale pour cet objet. — Lecture par M. A. Vauthier d'un rapport sur les travaux du Conseil d'hygiène du Nord.

Séance du 16 Octobre. — Présidence de M. le Dr P. Carteron.

Nomination de M. Reverchon, ingénieur des mines, dans la Commission des traversins, en remplacement de M. Ferrand-Lamotte, non acceptant. — A l'avenir, le président d'une Commission sera le membre qui aura réuni le plus de voix. — Rapport de M. le Dr A. Vauthier sur les mesures à prendre dans le cas d'invasion du choléra; approuvé.

Séance du 31 Octobre. — Présidence de M. le Dr P. Carteron.

M. Bourgouin remplit les fonctions de secrétaire. — Renvoi à la Commission des traversins d'une demande adressée par les habitants des Tauxelles, pour le comblement du fossé de Nervaux. — Renvoi à la même Commission d'une plainte dont M. le Dr Bacquias se fait l'organe, relative à l'insalubrité de la Vienne.

Pendant l'année 1865, six séances; — trois rapports; — deux Commissions. — Nomination de M. le Dr Bacquias en remplacement de M. Desguerrois, décédé.

Année 1866.

Séance du 15 Janvier. — Présidence de M. le Dr P. Carteron.

Le Conseil n'étant pas en nombre, la séance est levée.

Séance du 22 Janvier. — Présidence de M. le Dr P. Carteron.

Décision relative à une lettre de convocation à adresser aux membres du Conseil pour les séances règlementaires. — Demande de M. Bonnemain fils (dépôt d'eaux minérales naturelles); Commissaires : MM. P. Carteron, Bacquias et Gey. — Renvoi à la Commission des traversins d'une plainte au sujet de la mauvaise disposition des lieux d'aisances au-dessus du canal de l'ancien abattoir. — Quelques mots de M. Quilliard au sujet du comblement du fossé de Nervaux. — Rapport de M. Bourgouin sur les travaux du Conseil d'hygiène de la Sarthe. — Demande, par le même membre, de la remise à chacun des membres du Conseil d'un exemplaire des circulaires et instructions qui forment la jurisprudence des Conseils d'hygiène. — M. Bourgouin demande, en outre, le fonctionnement des Conseils d'arrondissement déjà réclamé plusieurs fois; il ajoute qu'il est désirable que le Conseil général fournisse les moyens d'une publication.

Séance du 2 Février. — Présidence de M. le Dr P. Carteron.

Autorisation accordée à M. Bonnemain fils sur rapport de M. Gey, pour un dépôt d'eaux minérales. —

Proposition de M. le Dr P. Carteron, relative aux nombreux faits d'exercice illégal de la médecine et de la pharmacie; lettre à adresser à M. le Préfet à ce sujet (c'est la troisième fois que cette question est agitée dans le Conseil); adopté.

SÉANCE DU 16 AVRIL. — Présidence de M. le Dr P. Carteron.

Rapport de M. Bourgouin sur une demande d'autorisation de fabrique d'engrais près Piney; accordée. — Démission de M. le Dr Crépinel comme secrétaire. — Il est remplacé par le Dr A. Vauthier. Remerciements du nouveau secrétaire. — Demande d'une bibliothèque à M. le Préfet, pour le dépôt des archives, et aussi d'un local spécial pour les réunions.

SÉANCE DU 7 OCTOBRE. — Présidence de M. le Dr P. Carteron.

Rappel de la demande d'une bibliothèque et d'un local spécial. — Le vice-président et le secrétaire sont chargés de faire une démarche auprès de M. le Préfet pour cet objet. — Le Conseil vote l'acquisition du dictionnaire d'hygiène, par M. A. Tardieu, et de l'ouvrage de chimie de M. Dumas. — Proposition de M. le Dr Bacquias, relative à des jetons de présence. — Ajournement de la question. — Sur la proposition de M. Paynot, il est décidé que les lettres de convocation pour les séances seront adressées par la poste.

Pendant l'année 1866, le Conseil a tenu cinq séances; il a entendu la lecture de deux rapports, et nommé une Commission.

En résumé, le Conseil d'hygiène de Troyes a tenu,

de 1832 à 1867, cent quatre-vingt dix séances. Il a nommé de nombreuses Commissions et entendu la lecture d'un grand nombre de rapports. — Il a été décidé qu'aucun de ces rapports ne serait publié dans ce bulletin, par des motifs tirés de la considération de leur nombre et de leur non-actualité. Il n'en sera pas de même dans les publications périodiques qui suivront.

Le Secrétaire,

A. VAUTHIER.

EXTRAIT DES INSTRUCTIONS

du

COMITÉ CONSULTATIF D'HYGYÈNE PUBLIQUE

Sur les attributions des Conseils d'hygiène

Page 13. — Outre les attributions spéciales qui sont déterminées par l'article 9 du décret constitutif, il en est de plus générales prescrites par l'article 10, qui dispose ainsi :

Les Conseils d'hygiène publique d'arrondissement réuniront et coordonneront les documents relatifs à la mortalité et à ses causes, à la topographie et à la statistique de l'arrondissement en ce qui touche la salubrité publique. Ils adresseront régulièrement ces pièces au Préfet. — Ainsi, la mortalité et ses causes, la topographie médicale, et la statistique dans ses rapports avec l'hygiène publique; tels sont les sujets généraux d'étude proposés dès leur origine à tous les Conseils d'arrondissement et de département; et certes, il n'en est pas qui soient plus dignes de leurs laborieuses investigations . . . .

Cependant, cette partie de la mission des Conseils est celle qui paraît avoir été jusqu'ici la plus négligée ; dans un petit nombre d'arrondissements seulement, des Commissions ont été nommées pour préparer les éléments nécessaires à un tel travail.

(Suit un programme de questions à résoudre).

Page 19. — Le Gouvernement attache une très-grande importance à l'exécution de l'article 12 du Règlement.

Signé : Magendie, président; Tardieu, secrétaire.

Extrait d'une circulaire ministérielle du 14 juin 1864.

Voulant, de mon côté, encourager les travaux des Conseils d'hygiène et de salubrité, j'ai décidé qu'un certain nombre de médailles seront décernées chaque année, désormais, par mon ministère, aux membres de ces Conseils qui se seront plus particulièrement distingués par leurs services. La répartition de ces récompenses sera faite sur la proposition du Comité consultatif d'hygiène publique, auquel les rapports annuels des Conseils de département sont renvoyés pour examen.

Signé : Armand Béhic.

LISTE DES MEMBRES

DES

CONSEILS D'HYGIÈNE

du Département de l'Aube

En 1867

Arrondissement de Troyes

(CONSEIL CENTRAL).

Membres titulaires.

MM. Isidore Salles O. ❋, préfet de l'Aube, président.
P. Carteron, docteur en médecine, vice-président.
A. Vauthier, docteur en médecine, secrétaire.
Argence ❋, maire.
F. Fontaine, manufacturier.
Viardin père, officier de santé.
Crépinel, docteur en médecine.
E. Bacquias, docteur en médecine.
Michel, pharmacien.
Gey, pharmacien.
Bourgouin, pharmacien.
Quilliard ❋, ingénieur des ponts-et-chaussées.
Paynot, vétérinaire.

Membres adjoints.

MM. Maurice ❋, sous-intendant militaire.
Meugy ❋, ingénieur des mines.
Roussel, architecte du département.
L. Cré, chef de division à la préfecture.
Gérard-Boilletot, chef de division à la préfecture.

Correspondants cantonnaux.

1er Canton de Troyes.

M. Sainton, officier de santé et maire à Mergey.

2e Canton de Troyes.

M. Parigot ✱, ancien membre du Conseil, ancien maire de Troyes, conseiller général.

3e Canton de Troyes.

M. Amédée Gayot, membre de la Commission administrative des hospices, conseiller municipal.

Canton d'Aix-en-Othe.

M. Michaux, vétérinaire à Rigny-le-Ferron.

Canton de Bouilly.

MM. Bonamy de Villemereuil ✱, conseiller général et maire.
Emmanuel Martinet, docteur en médecine à Saint-Jean-de-Bonneval.

Canton d'Ervy.

MM. Emile Gallot, docteur en médecine à Auxon.
Thierry fils, vétérinaire à Ervy.

Canton d'Estissac.

M. Lamarque, docteur en médecine à Estissac.

Canton de Lusigny.

MM. Uhrich O. ✱, ingénieur, ancien membre du Conseil, maire de Mesnil-Saint-Père.
Picardat, docteur en médecine à Montiéramey.

Canton de Piney.

MM. Moniot, agriculteur à Auzon.
Léonce Martinet, docteur en médecine à Piney.

Arrondissement d'Arcis-sur-Aube.

Membres titulaires.

MM. Ferri-Pisani ✱, sous-préfet.
Gossement, docteur en médecine à Arcis.
Brodard-Leroy, à Chavanges.
Grenet, propriétaire à Ramerupt.
Lasnier, agent-voyer d'arrondissement à Arcis.

Geoffroy, maire à Villcret.
Michaux, officier de santé à Ramerupt.
Jacquin, pharmacien à Arcis.
Patenôtre, docteur en médecine à Plancy.
Léon Jacob, pharmacien à Arcis.
Dudonnez, vétérinaire à Arcis.

Membres adjoints.

N...

Correspondants cantonnaux.

Canton de Méry.

M. Bézine, docteur en médecine à Méry.
(Pour les autres cantons, les nominations sont à faire).

Arrondissement de Bar-sur-Aube.

Membres titulaires.

MM. Cotelle, sous-préfet, président.
Vernand ✻, maire.
Mougeot, docteur en médecine à Bar-sur-Aube.
Des Etangs, juge de paix à Bar-sur-Aube.
Emile Gallouin, docteur en médecine à Bar-sur-Aube.
Camps, officier de santé à Brienne-Napoléon.
Arbelin, pharmacien à Bar-sur-Aube.
Bernard-Fareu, pharmacien à Vendeuvre-sur-Barse.
Narcisse Guerrapain, vétérinaire à Bar-sur-Aube.
Jacquinot, pharmacien à Bar-sur-Aube.
Jourdan, docteur en médecine à Soulaines.

Membres adjoints.

N...

Correspondants cantonnaux.

N...

Arrondissement de Bar-sur-Seine.

Membres titulaires.

MM. Bonhomme ✻, sous-préfet, président.
Cartereau, docteur en médecine et maire à Bar-sur-Seine, vice-président.

Sainton, docteur en médecine à Bar-sur-Seine.
Pascalis, pharmacien à Bar-sur-Seine.
Martin, vétérinaire à Bar-sur-Seine.
Thiesset, juge de paix.
Lefranc, conducteur principal des ponts-et-chaussées.
Saint-Albin Lechat ✻, receveur particulier.
Martinot, vétérinaire.
Fontaine, docteur en médecine à Bar-sur-Seine.
Armand Trumet ✻, docteur en médecine à Bar-sur-Seine

Membres adjoints.

N...

Correspondants cantonnaux.

N...

Arrondissement de Nogent-sur-Seine.

Membres titulaires.

MM. Laquiante, sous-préfet, président.
De Mellanville, docteur en médecine à Nogent, vice-président.
Poletnich, maire à Nogent.
Nicas, agent-voyer d'arrondissement.
Herbelin, docteur en médecine à Villenauxe.
Némon, conducteur des ponts-et-chaussées à Nogent.
Chertier, docteur en médecine à Nogent.
Olive père, docteur en médecine à Nogent.
Bourotte, pharmacien à Nogent.
Wollaston, docteur en médecine à Romilly.
Dautresme, pharmacien à Nogent.

Membres adjoints.

N...

Correspondants cantonnaux.

N...

TABLE DES MATIÈRES

INDEX

Nota. — Cet index est destiné à venir en aide à ceux des Membres des Conseils d'hygiène de l'Aube qui pourraient avoir quelques recherches à faire soit dans le registre des procès-verbaux, soit dans les archives.

A

B

C

D

TROYES, IMP. DUFOUR-BOUQUOT.

www.ingramcontent.com/pod-product-compliance
Ingram Content Group UK Ltd.
Pitfield, Milton Keynes, MK11 3LW, UK
UKHW020929180726
13838UKWH00002B/835